Javad Farhadian Asgarabadi
Azim Akbarzadeh
Omid Farahani

Psoríase

Javad Farhadian Asgarabadi
Azim Akbarzadeh
Omid Farahani

Psoríase

Doença, prevenção, tratamento e psoríase.

Imprint

Any brand names and product names mentioned in this book are subject to trademark, brand or patent protection and are trademarks or registered trademarks of their respective holders. The use of brand names, product names, common names, trade names, product descriptions etc. even without a particular marking in this work is in no way to be construed to mean that such names may be regarded as unrestricted in respect of trademark and brand protection legislation and could thus be used by anyone.

Cover image: www.ingimage.com

This book is a translation from the original published under ISBN 978-620-2-05300-6.

Publisher:
Sciencia Scripts
is a trademark of
Dodo Books Indian Ocean Ltd. and OmniScriptum S.R.L publishing group

120 High Road, East Finchley, London, N2 9ED, United Kingdom
Str. Armeneasca 28/1, office 1, Chisinau MD-2012, Republic of Moldova, Europe
Printed at: see last page
ISBN: 978-620-7-72313-3

Índice

Capítulo 1

O que é a psoríase?

Imprevisível e irritante, a psoríase é uma das doenças de pele mais desconcertantes e persistentes. Caracteriza-se por células da pele que se multiplicam até 10 vezes mais depressa do que o normal. À medida que as células subjacentes atingem a superfície da pele e morrem, o seu grande volume provoca placas vermelhas elevadas, cobertas por escamas brancas. A psoríase ocorre normalmente nos joelhos, cotovelos e couro cabeludo, podendo também afetar o tronco, as palmas das mãos e as plantas dos pés.

Esta doença de pele provoca uma erupção cutânea espessa, irregular e vermelha com escamas brancas e prateadas. O tipo mais comum é designado por psoríase em placas. Pode ser apanhada em qualquer lugar, mas aparece mais frequentemente no couro cabeludo, cotovelos, joelhos e parte inferior das costas. Não é possível apanhá-la tocando na pele de alguém que a tenha. As crianças podem ter psoríase, mas é mais comum nos adultos.

Capítulo 2

Sintomas da psoríase:

Quando a psoríase começa, pode ver alguns inchaços vermelhos na sua pele. Estes podem tornar-se maiores e mais espessos, e depois ficar com escamas por cima. As manchas podem juntar-se e cobrir grandes partes do corpo. A erupção cutânea pode causar comichão e ser desconfortável, e pode sangrar facilmente se a esfregar ou pegar nela.

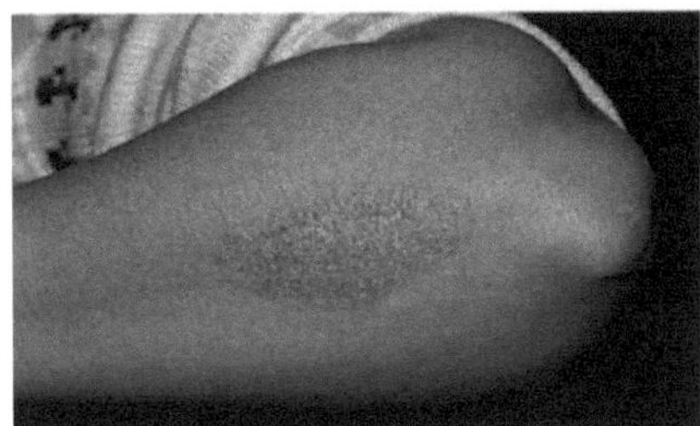

Figura 1: Sintomas da psoríase

Capítulo 3

Um guia visual para a psoríase:

Psoríase das unhas:

Cerca de metade das pessoas com placas cutâneas também têm psoríase das unhas. As unhas podem também desfazer-se, ficar sem caroço ou com linhas estriadas. Quase todas as pessoas com psoríase das unhas também têm psoríase algures na pele.

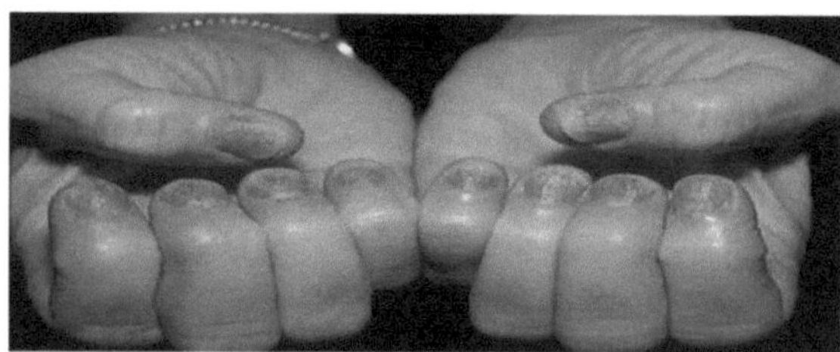

Figura 2: Psoríase das unhas

Artrite psoriática:

Algumas pessoas com psoríase podem sofrer de artrite psoriática. Esta provoca inchaço e dor nas articulações e pode dificultar a sua utilização nas tarefas quotidianas. A artrite psoriática pode surgir em qualquer idade, mas é mais comum entre os 30 e os 50 anos.

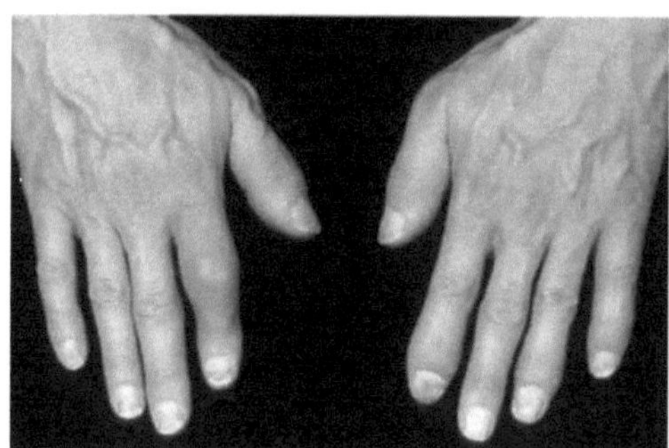

Figura 3: Artrite psoriática

Capítulo 4

O que é que causa a psoríase?

Os cientistas não sabem exatamente o que causa a psoríase, mas esta está ligada a um problema com o sistema imunitário, a defesa do corpo contra os germes. Se tem psoríase, o seu sistema imunitário ataca erradamente as células saudáveis da pele, como se estivesse a combater uma infeção. O seu corpo responde produzindo novas células cutâneas de poucos em poucos dias, em vez das habituais 4 semanas. Essas novas células da pele acumulam-se na superfície do corpo e formam uma erupção cutânea.

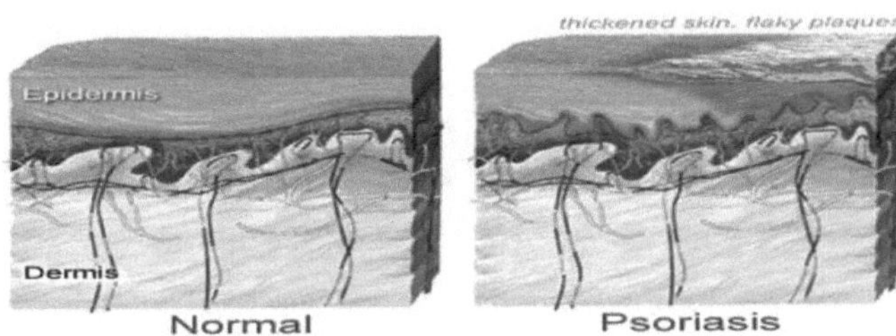

Figura 4: Causas da Psoríase

Desencadeadores da psoríase:

Pode acontecer que a sua doença se agrave em determinadas alturas. Os factores desencadeantes mais comuns incluem:

- Lesão ou infeção da pele

- Stress emocional

- Alguns medicamentos

- Fumar

- Consumo de álcool

Viver com a psoríase:

É natural que se pergunte se a psoríase irá afetar a sua vida social. No entanto, é importante evitar que a sua condição cutânea afecte a sua autoestima. Não evite encontros, eventos sociais ou entrevistas de emprego. Se sentir que está a ficar deprimido, fale com o seu médico ou com um conselheiro.

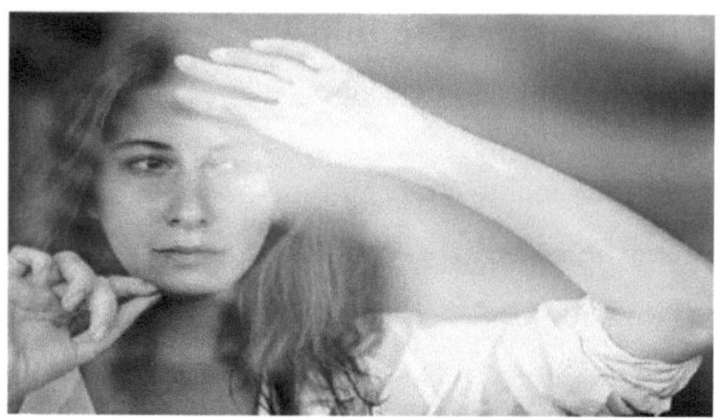

Figura 5: Viver com Psoríase

Capítulo 5

Diagnosticar a psoríase:

O seu médico pode normalmente diagnosticar a psoríase examinando a sua pele, couro cabeludo e unhas. Poderá ser necessário recolher uma amostra das células da pele e observá-las ao microscópio para confirmar o diagnóstico. Se tiver inchaço e dores nas articulações, o médico pode também pedir análises ao sangue e radiografias para verificar a existência de artrite.

Capítulo 6

Tratamentos para a psoríase:

Tratamento com pomadas:

Se tem psoríase ligeira a moderada, pode obter algum alívio com cremes para a pele. Alguns exemplos incluem cremes esteróides, hidratantes, ácido salicílico, antralina, retinóides, calcipotrieno (uma forma de vitamina D) e alcatrão de carvão. Os champôs de alcatrão são úteis para a psoríase do couro cabeludo.

Fototerapia:

Se tiver psoríase moderada a grave, a fototerapia UVB pode ajudar. Esta terapia trata a pele através da exposição à luz ultravioleta. É efectuada no consultório do seu médico ou em casa, utilizando um dispositivo de luz. PUVA é uma forma de fototerapia que combina um medicamento chamado psoraleno com luz UVA. A fototerapia PUVA (vista aqui) e UVB pode ajudar a limpar a psoríase. Os efeitos secundários incluem dores de cabeça, náuseas e fadiga. Qualquer um dos tratamentos pode levar ao cancro da pele.

O PUVA ou fotoquimioterapia é um tipo de tratamento com radiação ultravioleta (fototerapia) utilizado para doenças cutâneas graves. O PUVA é um tratamento combinado que consiste em psoralenos (P) e na exposição da pele a UVA (radiação ultravioleta de onda longa).

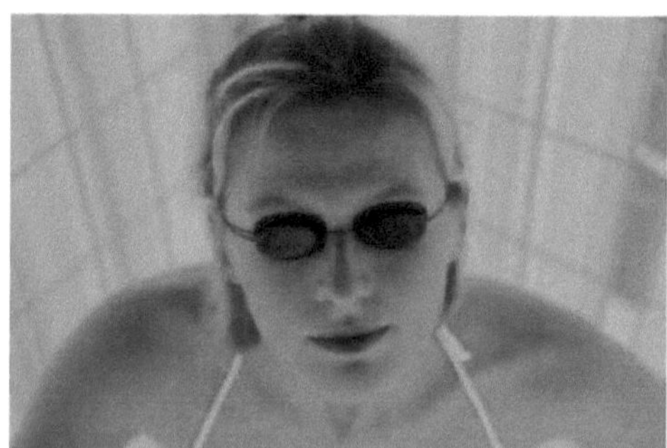

Figura 6: Fototerapia

Terapia laser:

Os lasers são uma nova forma de fototerapia. Enviam feixes de luz altamente focados. A terapia com laser pode ter menos efeitos secundários e um menor risco de cancro da pele em comparação com a fototerapia tradicional.

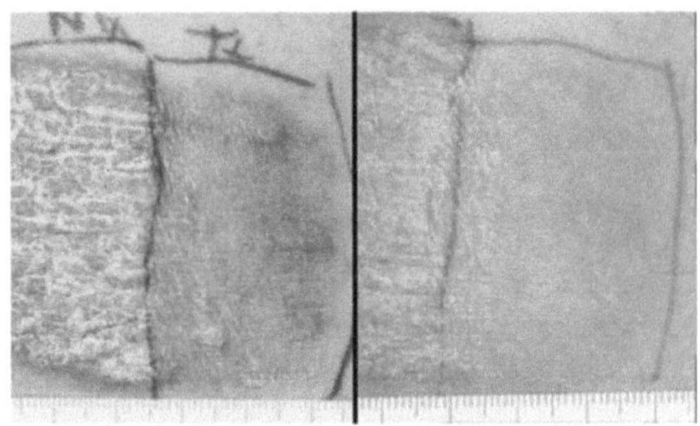

Figura 7: Terapia laser

Tratamentos medicamentosos:

O seu médico pode também sugerir medicamentos que toma sob a forma de comprimidos que têm como alvo o seu sistema imunitário. As opções incluem o metotrexato e a ciclosporina. Ambos têm efeitos secundários graves, pelo que terá de ser cuidadosamente examinado pelo seu médico. Alguns retinóides orais também podem ser utilizados para tratar a psoríase grave. O comprimido mais recente é o Otezla (apremilast). Também pode ter efeitos secundários, mas necessita de menos controlo.

Produtos biológicos:

Os medicamentos biológicos são uma forma relativamente nova de tratar a psoríase. Estes medicamentos são feitos a partir de células vivas. Tal como alguns medicamentos mais antigos para a psoríase, alteram a forma como o seu sistema imunitário se comporta. Os medicamentos biológicos são tomados por injeção, comprimido ou por via intravenosa. Estes medicamentos actuam travando o sistema imunitário, pelo que podem aumentar o risco de infecções.

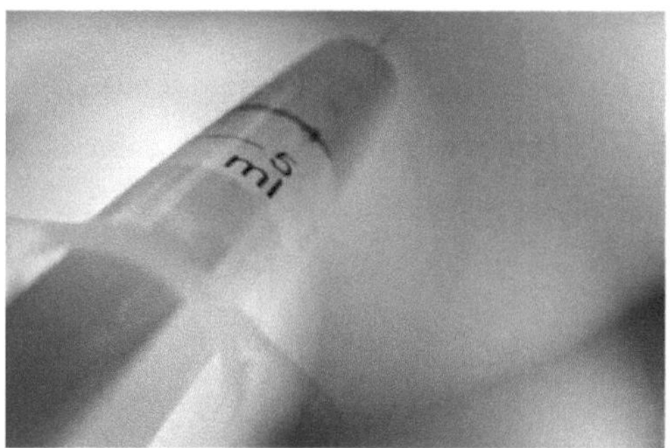

Figura 8: Produtos biológicos

Remédios naturais:

Em algumas pessoas, apanhar um pouco de sol sobre a erupção cutânea pode melhorar os sintomas. Mas é importante não exagerar. As queimaduras solares pioram a psoríase e o excesso de sol aumenta o risco de cancro da pele. Outras opções naturais incluem aloevera, óleo da árvore do chá e banhos de aveia para acalmar a pele com comichão. Os especialistas são cépticos em relação às dietas que afirmam tratar a psoríase. Não há provas convincentes de que funcionem.

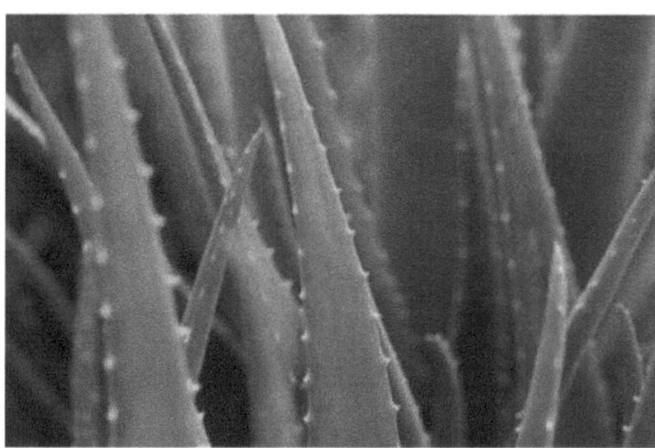

Figura 9: Remédios naturais

A climatoterapia:

Durante décadas, as pessoas afirmaram que visitar o Mar Morto em Israel é um tratamento poderoso para a psoríase. Acredita-se que o sol e a água, que é 10 vezes mais salgada do que o oceano, são uma combinação curativa. As provas científicas sugerem que esta forma de climatoterapia funciona. Em estudos efectuados, 80% a 90% das pessoas com psoríase melhoraram depois de visitarem o Mar Morto. Quase metade viu a sua erupção cutânea desaparecer durante os meses seguintes.

Aliviar o stress:

O stress pode agravar a psoríase, por isso experimente técnicas de relaxamento para controlar as crises. Qualquer coisa que o ajude a relaxar, quer seja ioga, respiração profunda ou uma longa caminhada, pode ajudar a aliviar os seus sintomas.

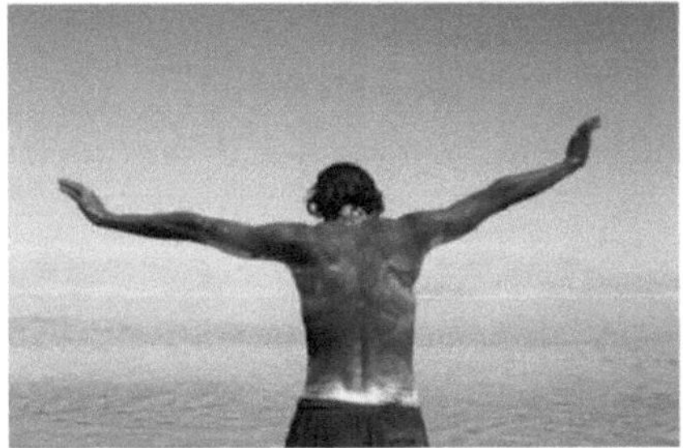

Figura 10: Aliviar o stress

Apoio social:

Pode haver dias em que lhe apeteça esconder-se em casa, mas não evite as relações e as actividades de que gosta. O isolamento pode levar ao stress e à depressão, o que pode piorar os sintomas da psoríase. Mantenha-se ligado aos seus amigos e familiares. Também pode querer procurar um grupo de apoio através da National Psoriasis Foundation. Irá conhecer pessoas que compreendem exatamente aquilo por que está a passar.

Stress:

O seu corpo reage ao stress. Estudos demonstram que o stress pode agravar a psoríase, mas a psoríase também o pode stressar. Respire fundo e conte até 10. Tome um banho relaxante na banheira. Ligue a um amigo para desabafar. Medite. Concentre-se nos aspectos positivos e torne o relaxamento parte da sua rotina diária. Estas são formas simples de acabar com o stress e podem ajudar a manter as crises de psoríase afastadas.

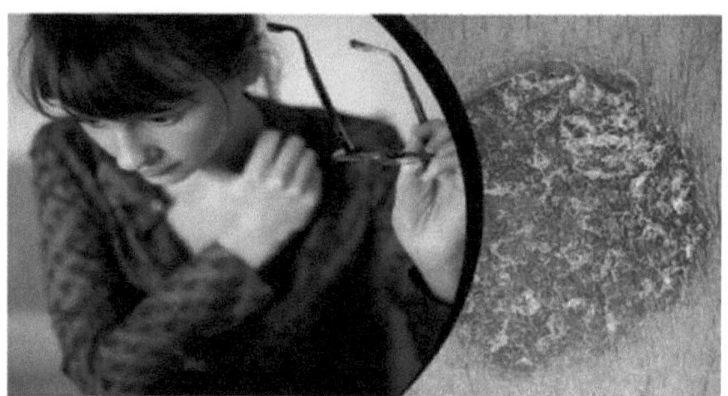

Figura 11: Stress

Apresentação de diapositivos dos factores que desencadeiam a psoríase:

Alergias:

A psoríase e as alergias estão relacionadas? O sistema imunitário parece desempenhar um papel fundamental em ambas. A investigação mostra que as pessoas com psoríase têm maior probabilidade de ter um grande número de mastócitos inflamatórios (ver à esquerda) - o tipo que desencadeia reacções alérgicas como inchaço e comichão. No entanto, não há provas de que a psoríase seja uma reação alérgica.

Álcool:

Os cientistas acreditam que o consumo excessivo de álcool pode despoletar crises de psoríase. No entanto, é necessária mais investigação para saber quais são as ligações. Os médicos recomendam que se evite completamente o álcool para ajudar a prevenir as reacções. Outra razão para largar a bebida? Alguns medicamentos para a psoríase e o álcool não se misturam. Em vez disso, experimente uma bebida não alcoólica para matar a sede, como o chá gelado. Ou dê uma volta ao quarteirão para descontrair. O exercício diário e até 20 minutos de luz solar podem aliviar a psoríase.

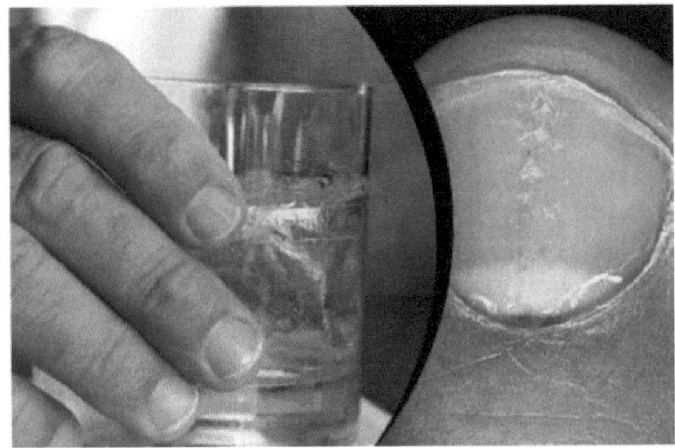

Figura 12: Álcool

Tempo frio ou seco:

O tempo frio e seco do inverno pode agravar a psoríase, enquanto os climas quentes e soalheiros podem ajudar. O segredo é manter a pele húmida. Utilize loções espessas e cremosas depois do duche e do banho e ao longo do dia. Procure loções e sabonetes sem perfume e concebidos para peles sensíveis para reduzir a irritação. Também pode utilizar um humidificador em sua casa durante os meses secos para aliviar a comichão e a sensibilidade.

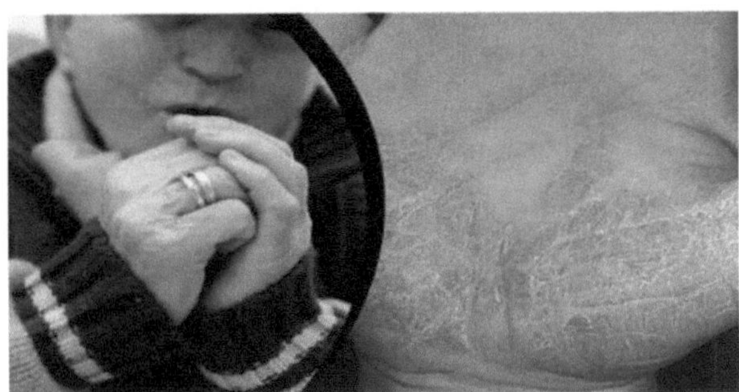

Figura 13: Tempo frio ou seco

Tatuagens:

As tatuagens podem parecer fixes, mas o processo pode ser um pesadelo para a psoríase. A perfuração repetida da pele e a injeção de corantes causam um grande trauma. Estes danos podem provocar o aparecimento de novas feridas, muitas vezes 10 a 14 dias depois. As tatuagens também podem levar a infecções - outro fator desencadeante. Trate a sua pele com cuidado. Evite tatuagens, piercings e acupunctura, e fale com o seu médico sobre injecções.

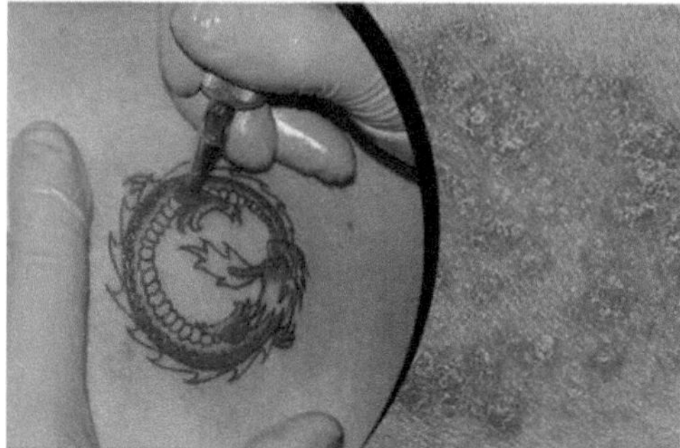

Figura 14: Tatuagens

Medicamentos:

Alguns medicamentos utilizados para tratar a tensão arterial elevada, doenças cardíacas, artrite e perturbações mentais podem desencadear a psoríase. Medicamentos comuns como os inibidores da ECA, os betabloqueadores e o lítio podem causar crises. O mesmo acontece com os comprimidos para a malária, como o Plaquenil e a hidroxicloroquina, e os AINEs. Os comprimidos de esteróides, como a prednisona, controlam as crises, mas podem agravar a doença após uma utilização prolongada. Fale com o seu médico se a sua medicação estiver a irritar a sua pele.

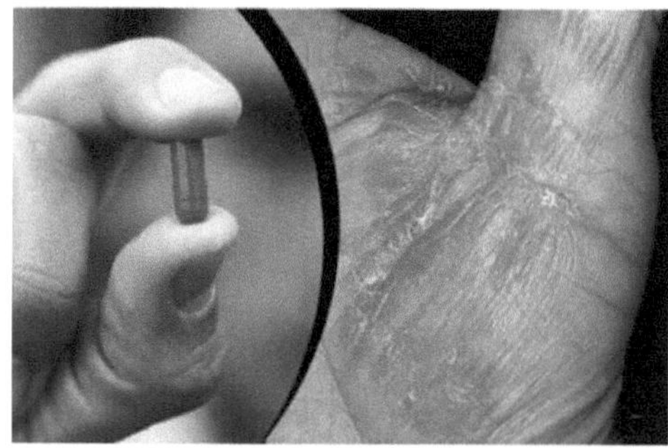

Figura 15: Medicamentos

Infecções:

As infecções comuns são duplamente difíceis para as pessoas com psoríase. As infecções por leveduras, aftas, faringite, infecções respiratórias e infecções por estafilococos são todos factores conhecidos que desencadeiam a doença. As boas notícias? Assim que tratar a infeção, os seus surtos podem também acalmar.

14

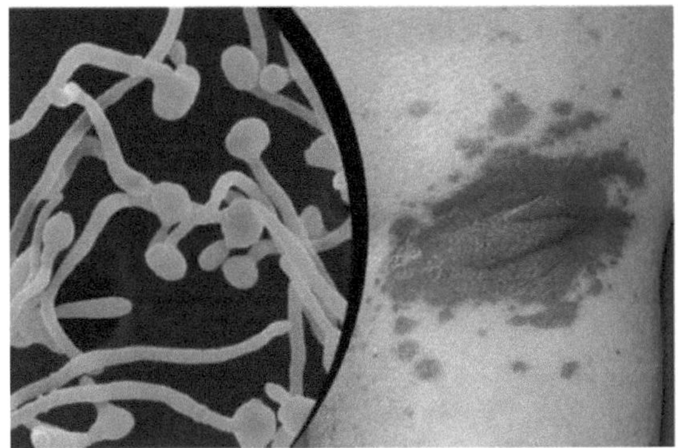

Figura 16: Infecções

Cortes e contusões:

Cortar a mão na cozinha ou arranhar um joelho e -- pow! -- podem aparecer novas lesões no local onde se magoou. A isto chama-se o fenómeno de Koebner. Evite ferir a sua pele sempre que puder. Use luvas quando estiver a trabalhar no seu jardim. Evite as picadas de insectos e as queimaduras solares. E tenha cuidado ao cortar as unhas e ao barbear-se.

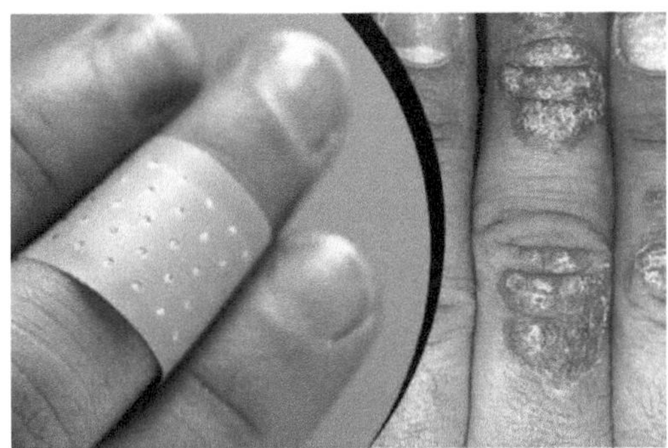

Figura 17: Cortes e contusões

Fumar

A investigação mostra que fumar está diretamente relacionado com o agravamento da psoríase. Quanto mais fuma, piores são as crises, com os surtos a aparecerem mais frequentemente nas mãos e nos pés. Abandone o hábito e poderá reduzir o número de crises e possivelmente acabar com elas. Não tem de enfrentar o desafio sozinho. Pergunte ao seu médico sobre formas de deixar de fumar.

Hormonas:

A psoríase pode começar em qualquer idade, tanto em homens como em mulheres. Mas parece atingir o seu pico em pessoas entre os 20 e os 30 anos, bem como entre os 50 e os 60 anos. A puberdade e a menopausa também parecem despoletar as manchas. Os médicos pensam que as hormonas podem ser a causa. Curiosamente, um estudo descobriu que níveis elevados de estrogénio durante a gravidez pareciam melhorar a psoríase em algumas mulheres.

O que é melhor para si?

O tipo e o número de tratamentos necessários dependem da gravidade da psoríase. Isso é determinado pela área do corpo que a psoríase cobre.

Ligeiro = menos de 3%

Moderado = 3% a 10%

Grave = mais de 10%

Tratamento da psoríase

Pomadas e cremes

Os medicamentos que se esfregam na pele, chamados tópicos, são normalmente o primeiro tratamento para a psoríase ligeira. A vaselina ou os cremes espessos podem ajudar se forem utilizados depois do banho ou do duche. Mas o seu médico também pode prescrever produtos mais fortes feitos com ingredientes que reduzem o inchaço e retardam o crescimento das células da pele.

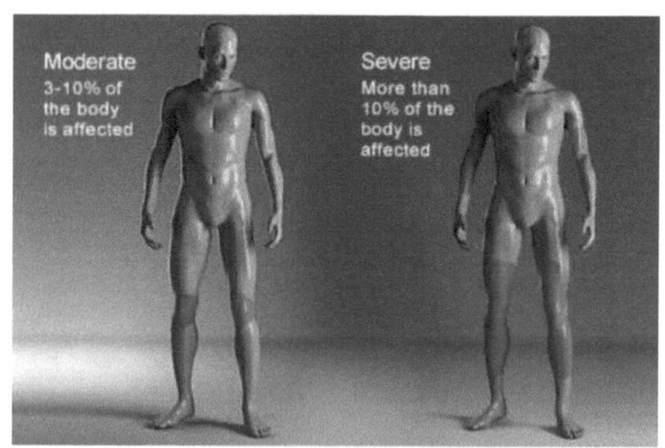

Encobrir os medicamentos tópicos:

Não tente fazer isto a não ser que o seu médico lhe diga para o fazer. Chama-se oclusão e, por vezes, pode fazer com que os tratamentos que se aplicam à sua pele funcionem melhor. Mas o seu medicamento pode ser demasiado forte para ser coberto, ou o método pode agravar os efeitos secundários. Se o seu médico disser OK: Depois de colocar o produto na pele, cubra a área com filme plástico, penso impermeável, tecido de nylon ou meias de algodão.

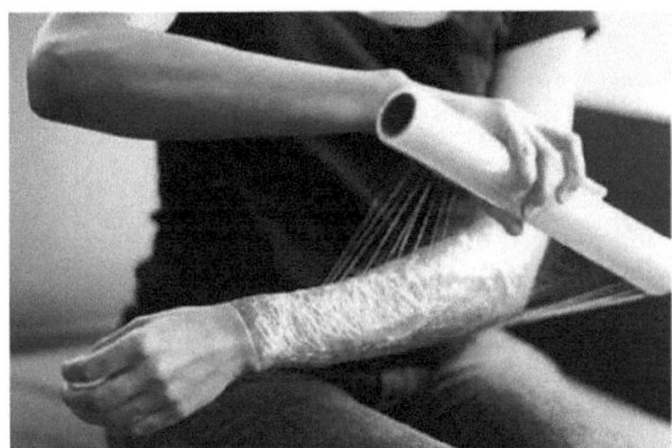

Figura 19: Cobertura de medicamentos tópicos

Terapia com luz (fototerapia):

A aplicação de raios ultravioleta sobre a psoríase pode impedir que as células da pele cresçam demasiado depressa. Mas não tome banhos de sol nem entre numa cama de bronzeamento artificial. Isso pode piorar os seus sintomas. Um médico dir-lhe-á o tipo e a quantidade de que necessita. Este tratamento é normalmente indolor. É efectuado com um laser ou uma caixa de luz. Pode tomar medicação com ele. No entanto, tal como a exposição ao sol, pode aumentar o risco de cancro da pele.

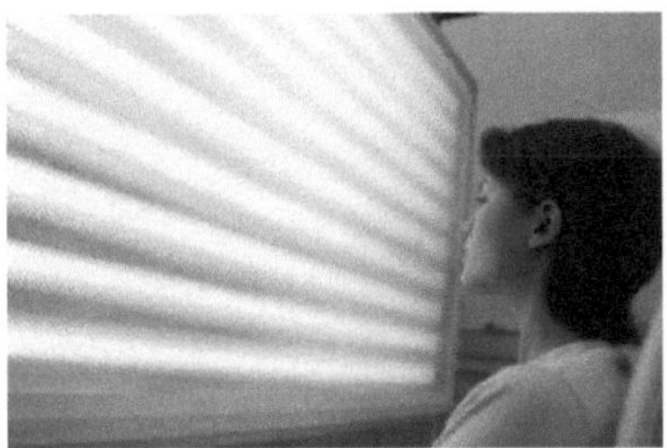

Figura 20: Terapia com luz

Terapia laser:

Neste tratamento, o médico afecta a psoríase com um feixe de luz concentrado. A pele saudável em redor da área não é danificada ou exposta a tantos raios UV como noutros tipos. As placas diminuem após uma série de sessões ao longo de 4 a 5 semanas. Os sintomas podem desaparecer durante algum tempo. O processo é indolor para a maioria das pessoas, embora algumas digam que ficam com uma ligeira vermelhidão e bolhas.

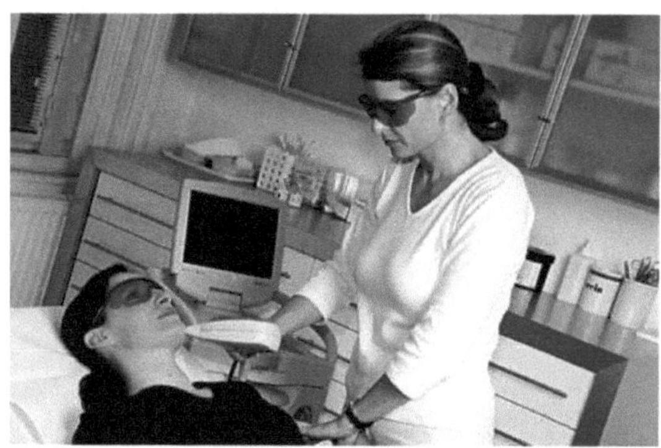

Figura 21: Terapia laser

Comprimidos e líquidos:

Se os tratamentos cutâneos não funcionarem, o seu médico pode prescrever comprimidos ou líquidos. Normalmente, estes medicamentos são tomados por via oral, mas alguns são administrados sob a forma de injeção. Estes medicamentos podem ajudar a limpar a pele e a prevenir as crises se tiver psoríase moderada ou grave. As opções mais comuns são a acitretina (Soriatane), o apremilast (Otezla), a ciclosporina (Apo-Ciclosporina, Gengraf, Neoral, Sandimmune) e o metotrexato (Rheumatrex, Trexall).

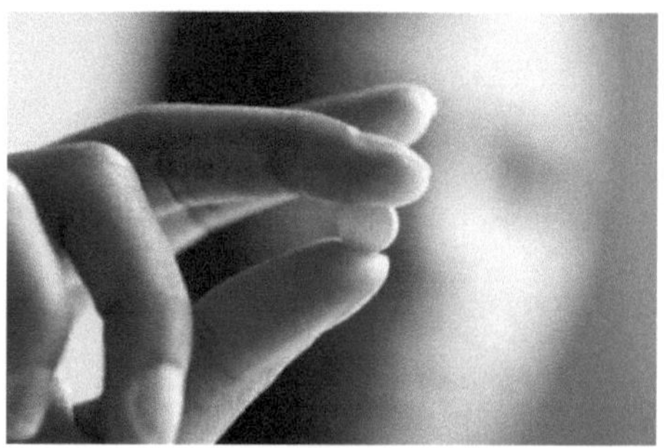

Figura 22: Comprimidos e líquidos

Injecções e tratamentos intravenosos:

Os medicamentos fortes chamados biológicos tratam alguns tipos de psoríase moderada e grave. Estes medicamentos bloqueiam partes específicas do sistema imunitário que parecem ajudar a alimentar a doença. Alguns destes medicamentos são injecções que podem ser administradas em casa. Outros têm de ser administrados diretamente numa veia e são tomados no consultório do médico. Os mais comuns são o adalimumab (Humira), o brodalumab (Siliq), o etanercept (Enbrel), o infliximab (Remicade), o ixekizumab (Taltz), o secukinumab (Cosentyx) e o ustekinumab (Stelara).

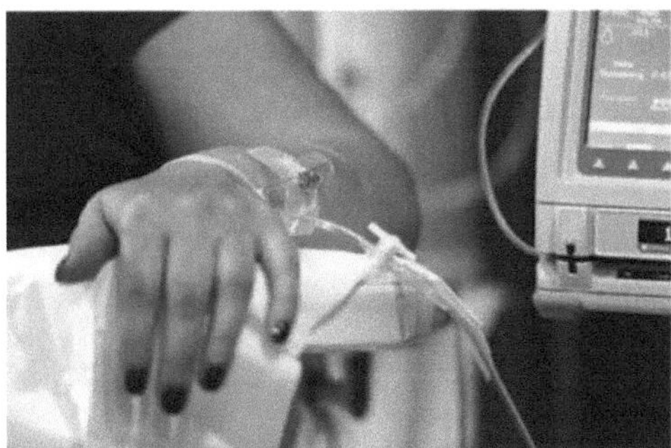

Figura 23: Injecções e tratamentos intravenosos

Efeitos secundários dos medicamentos:

Os medicamentos utilizados para tratar a psoríase podem fazê-lo sentir-se melhor em apenas algumas semanas. Mas consulte o seu médico se tiver dúvidas quando começar a tomá-los. Estes medicamentos podem causar efeitos secundários graves, como problemas de fígado e rins, infecções e certos tipos de cancro.

Tratamento e gravidez:

Está grávida, a amamentar ou a planear ter um bebé? Pergunte ao seu médico que tratamentos são seguros. Os medicamentos que toma por via oral, os biológicos e mesmo alguns tópicos podem causar defeitos congénitos ou passar para o leite materno. Algumas terapias UV podem ser adequadas para as futuras mamãs. Se o seu médico disser que a pode fazer, use protetor solar para evitar manchas castanhas chamadas melasma, que afectam frequentemente as mulheres durante a gravidez.

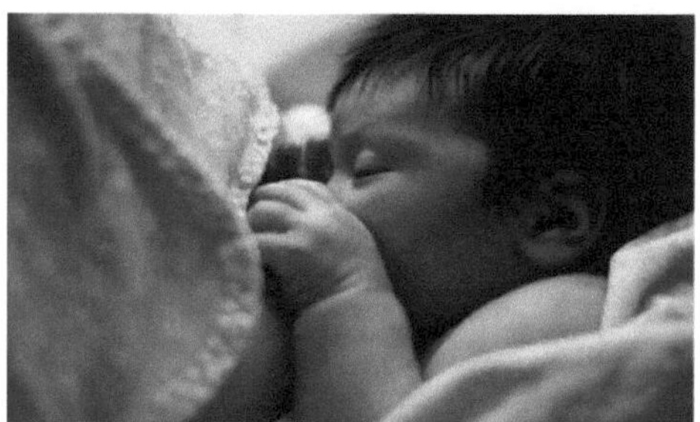

Figura 24: Tratamento e gravidez

Terapia da água:

Isto pode proporcionar-lhe alívio sem receita médica. Adicione sais de Epsom, sais do Mar Morto, óleo ou farinha de aveia ao seu banho. Um banho de 15 minutos pode aliviar a comichão na pele e remover as escamas. Depois, utilize um hidratante. Nadar em água salgada remove a pele morta, pelo que também pode ajudar. O mesmo pode acontecer com um mergulho numa piscina normal. Lave o cloro quando sair da piscina. Pode incomodar a sua pele.

A pele é o maior órgão do corpo, com uma área total de cerca de 6 metros quadrados. A pele protege-nos dos micróbios e dos elementos, ajuda a regular a temperatura corporal e permite as sensações de tato, calor e frio.

A pele tem três camadas:

• A epiderme, a camada mais externa da pele, proporciona uma barreira à prova de água e cria o nosso tom de pele.

• A derme, por baixo da epiderme, contém tecido conjuntivo resistente, folículos pilosos e glândulas sudoríparas.

• O tecido subcutâneo mais profundo (hipoderme) é constituído por gordura e tecido conjuntivo.

A cor da pele é criada por células especiais chamadas melanócitos, que produzem o pigmento melanina. Os melanócitos estão localizados na epiderme.

Condições da pele:

• Erupção cutânea: Quase todas as alterações na aparência da pele podem ser chamadas de erupção cutânea. A maioria das erupções cutâneas resulta de uma simples irritação da pele; outras resultam de problemas médicos.

• Dermatite: Um termo geral para a inflamação da pele. A dermatite atópica (um tipo de eczema) é a forma mais comum.

• Eczema: Inflamação da pele (dermatite) que provoca uma erupção cutânea com comichão. Na maioria das vezes, deve-se a um sistema imunitário hiperativo.

• Psoríase: Uma condição autoimune que pode causar uma variedade de erupções cutâneas. As placas prateadas e escamosas na pele são a forma mais comum.

• Caspa: Uma condição escamosa do couro cabeludo pode ser causada por dermatite seborreica, psoríase ou eczema.

• Acne: A doença de pele mais comum, a acne afecta mais de 85% das pessoas em algum momento da vida.

• Celulite: Inflamação da derme e dos tecidos subcutâneos, normalmente devido a uma infeção. Geralmente, surge uma erupção cutânea vermelha, quente e frequentemente dolorosa.

• Abcesso cutâneo (furúnculo ou furúnculo): Uma infeção cutânea localizada cria uma acumulação de pus sob a pele. Alguns abcessos têm de ser abertos e drenados por um médico para serem curados.

• Rosácea: Uma doença crónica da pele que provoca uma erupção cutânea vermelha no rosto. A rosácea pode parecer-se com acne e é pouco conhecida.

• Verrugas: Um vírus infecta a pele e faz com que a pele cresça excessivamente, criando uma verruga. As verrugas podem ser tratadas em casa com produtos químicos, fita adesiva ou congelamento, ou removidas por um médico.

• Melanoma: O tipo mais perigoso de cancro da pele, o melanoma resulta de danos causados pelo sol e outras causas. Uma biopsia da pele pode identificar o melanoma.

• Carcinoma basocelular: O tipo mais comum de cancro da pele. O carcinoma basocelular é menos perigoso do que o melanoma porque cresce e espalha-se mais lentamente.

• Queratose seborreica: Um crescimento benigno, muitas vezes com comichão, que se assemelha a uma verruga "colada". As queratoses seborreicas podem ser removidas por um médico, se forem incómodas.

• Queratose actínica: Um inchaço crostoso ou escamoso que se forma na pele exposta ao sol. As queratoses actínicas podem por vezes evoluir para cancro.

• Carcinoma de células escamosas: Uma forma comum de cancro da pele, o carcinoma de células escamosas pode começar como uma úlcera que não cicatriza ou um crescimento anormal. Desenvolve-se normalmente em áreas expostas ao sol.

• Herpes: Os vírus do herpes HSV-1 e HSV-2 podem causar bolhas periódicas ou irritação da pele à volta dos lábios ou dos genitais.

• Urticária: Manchas elevadas, vermelhas e com comichão na pele que surgem subitamente. A urticária resulta normalmente de uma reação alérgica.

• Tineaversicolor: Uma infeção cutânea fúngica benigna que cria áreas pálidas de baixa pigmentação na pele.

• Exantema viral: Muitas infecções virais podem causar uma erupção cutânea vermelha que afecta grandes áreas da pele. Isto é especialmente comum nas crianças.

• Zóster (herpes zoster): Causado pelo vírus da varicela, o herpes zoster é uma erupção cutânea dolorosa num dos lados do corpo. Uma nova vacina para adultos pode prevenir o herpes zoster na maioria das pessoas.

• Sarna: A sarna é causada por ácaros minúsculos que se enterram na pele. Uma erupção cutânea com comichão intensa nas teias dos dedos, pulsos, cotovelos e nádegas é típica da sarna.

• Micose: Uma infeção fúngica da pele (também chamada tinea). Os anéis característicos que cria não se devem a vermes.

Aliviar o stress:

Demasiada tensão pode desencadear crises, por isso encontre formas de a libertar. Poderá obter algum alívio ao falar com outras pessoas que têm a doença. Pergunte ao seu médico se ele conhece algum grupo de apoio local. Ou visite uma comunidade online como a TalkPsoriasis.org. Além disso, dê um passeio ou faça outro tipo de exercício. Isso irá aumentar o nível de químicos de "bem-estar" no seu corpo.

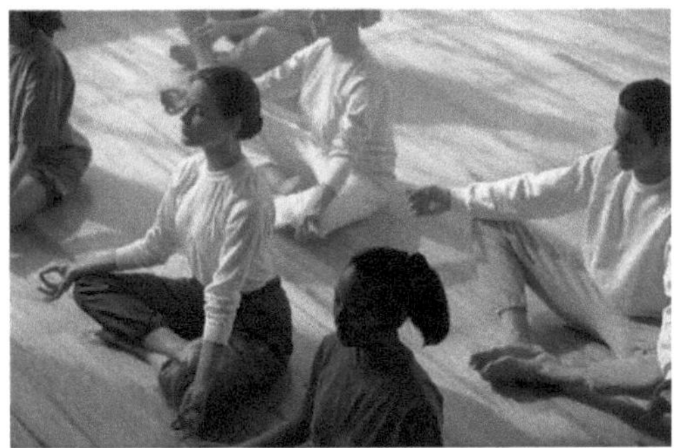

Figura 25: Aliviar o stress

Capítulo 7

Tratamentos complementares:

Algumas pessoas dizem que a medicina complementar e alternativa (CAM) ajuda-as a sentirem-se melhor. Estes tratamentos incluem dietas especiais, ervas chinesas, ioga e meditação. Mas não há muita investigação sobre a sua eficácia no tratamento da psoríase. Consulte o seu médico antes de experimentar um deles. O ioga e a meditação são provavelmente seguros, mas as ervas e os suplementos podem interferir com os seus medicamentos.

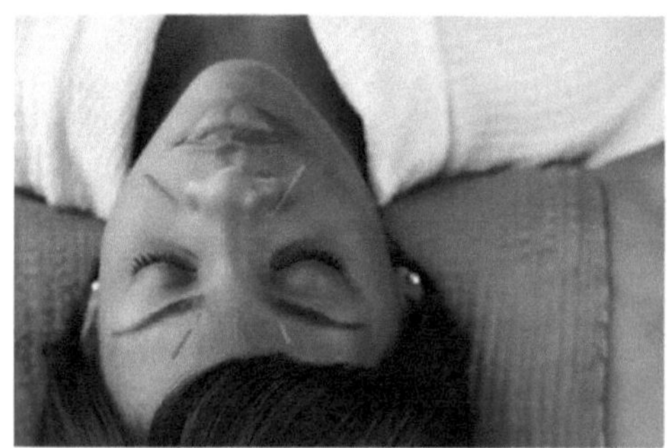

Figura 26: Tratamentos complementares

Capítulo 8

Psoríase

A psoríase é uma doença crónica da pele causada por um sistema imunitário hiperativo. Os sintomas incluem descamação, inflamação e manchas de pele espessas, brancas, prateadas ou vermelhas. Os tratamentos da psoríase incluem cremes esteróides, oclusão, terapia com luz e medicamentos orais, como os biológicos.

Imprevisível e irritante, a psoríase é uma das doenças de pele mais desconcertantes e persistentes. Caracteriza-se por células da pele que se multiplicam até 10 vezes mais depressa do que o normal. À medida que as células subjacentes atingem a superfície da pele e morrem, o seu grande volume provoca placas vermelhas elevadas, cobertas por escamas brancas. A psoríase ocorre normalmente nos joelhos, cotovelos e couro cabeludo, mas também pode afetar o tronco, as palmas das mãos e as plantas dos pés.

Os sintomas da psoríase variam consoante o tipo de psoríase que se tem. Alguns sintomas comuns da psoríase em placas - a variedade mais comum da condição - incluem:

• Placas de pele vermelha, muitas vezes cobertas por escamas soltas de cor prateada; estas lesões podem causar comichão e dor e, por vezes, estalam e sangram. Em casos graves, as placas de pele irritada crescem e fundem-se umas com as outras, cobrindo grandes áreas.

Perturbações das unhas das mãos e dos pés, incluindo descoloração e picaduras das unhas; as unhas podem também começar a desfazer-se ou a separar-se do leito ungueal.

• Placas de escamas ou crostas no couro cabeludo

A psoríase também pode estar associada à artrite psoriática, que provoca dor e inchaço nas articulações. A National Psoriasis Foundation estima que entre 10% a 30% das pessoas com psoríase também têm artrite psoriática.

Psoríase: Demasiadas células da pele

Na psoríase, novas células acumulam-se na camada superior da pele. Estas crescem mais rapidamente do que o seu corpo as consegue remover, ou eliminar. Os vasos sanguíneos abaixo ficam inchados. Isto causa manchas espessas e vermelhas, ou placas. O seu aspeto e sensação dependem do tipo de psoríase que tem. Os médicos não sabem ao certo o que a causa. Pensam que os problemas com os genes e o sistema imunitário desempenham um papel importante.

Psoríase em placas:

Este é o tipo mais comum. As manchas de pele são vermelhas, elevadas e têm flocos brancos prateados, chamados escamas. Normalmente aparecem no couro cabeludo, cotovelos, joelhos e parte inferior das costas. Podem rachar e sangrar e são dolorosas e dão comichão. Quanto mais se coçar, mais espessas podem ficar. Uma mancha pode ter até 4 polegadas de largura, por vezes mais. Pode ser contraída em qualquer idade, mas é mais comum nos adultos.

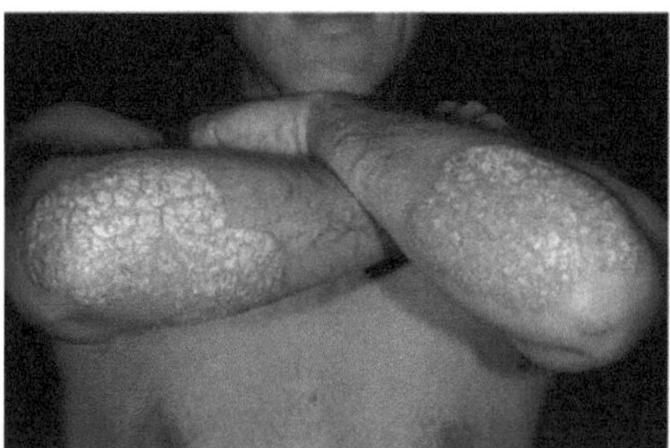

Figura 27: Psoríase em placas

Psoríase do couro cabeludo:

Cerca de metade das pessoas com psoríase têm este tipo. Parece-se com a caspa, mas não é a mesma coisa. Os flocos da caspa são amarelos e gordurosos. A psoríase do couro cabeludo é pulverulenta e prateada ou branca. Por vezes, a pele do couro cabeludo é apenas um pouco crocante ou escamosa. Este tipo pode cobrir toda a cabeça. Também pode aparecer na testa, na parte de trás do pescoço e à volta das orelhas.

Psoríase gutata:

As crianças e os jovens adultos são mais susceptíveis de contrair este tipo. Pequenos pontos vermelhos com bordas elevadas aparecem de repente, geralmente no meio do corpo. Outros locais comuns são os braços, pernas, couro cabeludo, orelhas e rosto. Os factores que desencadeiam este tipo de psoríase incluem faringite estreptocócica, gripe, constipação e outras infecções respiratórias superiores. Cerca de 1 em cada 10 pessoas com psoríase tem este tipo de psoríase.

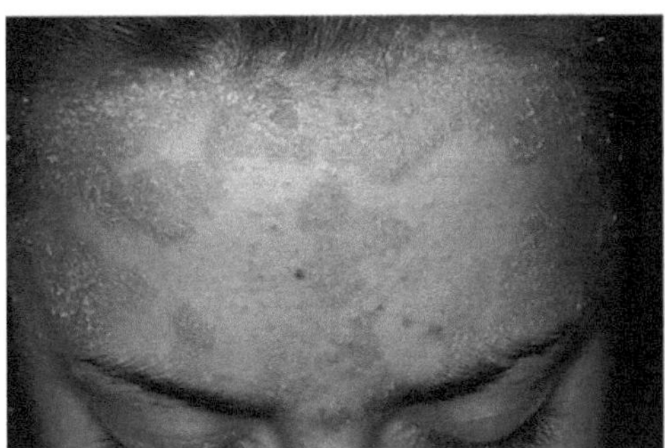

Figura 28: Psoríase Gutata

Psoríase inversa:

Estas manchas são brilhantes, de cor vermelha viva e muito doridas. A área à sua volta é normalmente lisa e não tem escamas prateadas. Aparecem apenas onde a pele toca na pele, locais chamados pregas. As zonas mais comuns são as axilas, as virilhas, os órgãos genitais, as nádegas, por baixo dos seios e atrás do joelho. A fricção e a transpiração podem agravar a doença. Muitas pessoas que têm esta doença também têm outro tipo de psoríase.

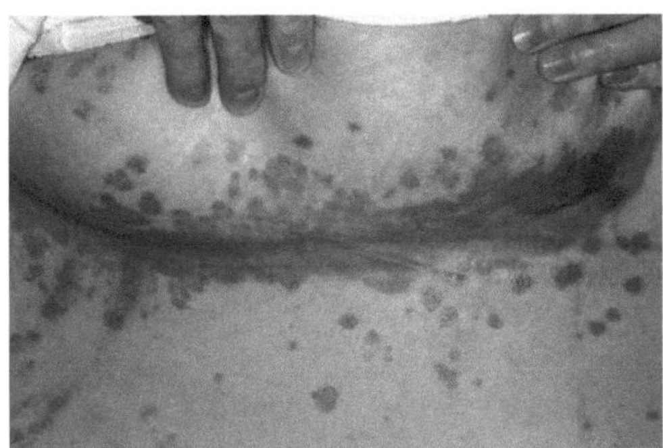

Figura 29: Psoríase Inversa

Psoríase pustulosa:

Este tipo raro pode ser uma reação a uma infeção, stress, medicamentos ou contacto com determinados produtos químicos. Provoca manchas vermelhas e inchadas na pele com protuberâncias cheias de pus (chamadas pústulas). Quando estas secam, tornam-se castanho-amareladas e escamosas. Aparece normalmente nas palmas das mãos ou na planta dos pés. As bolhas podem abrir-se, deixando a pele gretada e dolorosa.

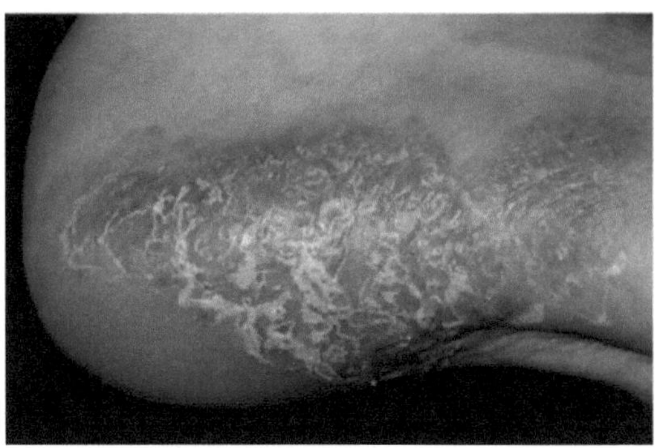
Figura 30: Psoríase pustulosa

Psoríase pustulosa:
Sintomas de emergência:

Este tipo de doença pode, por vezes, pôr a vida em risco. Vá imediatamente ao hospital se os inchaços se espalharem rapidamente por todo o corpo. Outros sintomas de emergência são comichão intensa, pulso rápido, febre, fraqueza muscular e arrepios. Os médicos chamam a esta forma súbita a variante von Zumbusch.

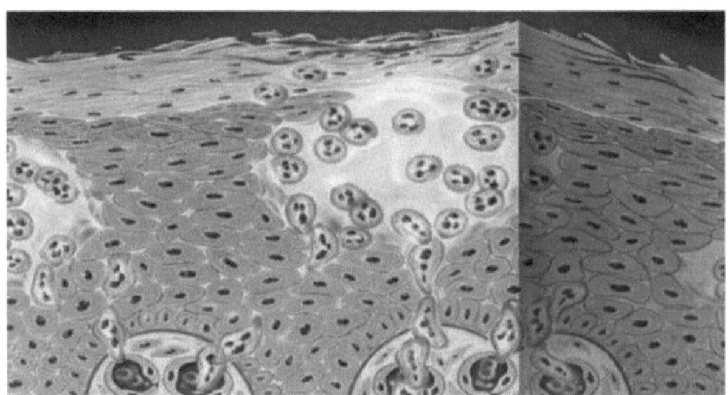
Figura 31: Psoríase Pustulosa

Eritrodermia ou Esfoliante:

Esta forma rara faz com que grandes áreas da pele fiquem vermelhas, como uma queimadura solar grave, e depois caiam do corpo. Os sintomas incluem pele extremamente comichosa e dolorosa, batimento cardíaco acelerado e sensação de muito frio ou calor. É uma situação de risco de vida, pelo que deve ir ao hospital. As causas incluem medicamentos como os corticosteróides ou psoríase em placas não tratada. Também afecta pessoas com psoríase de von Zumbuschpustular.

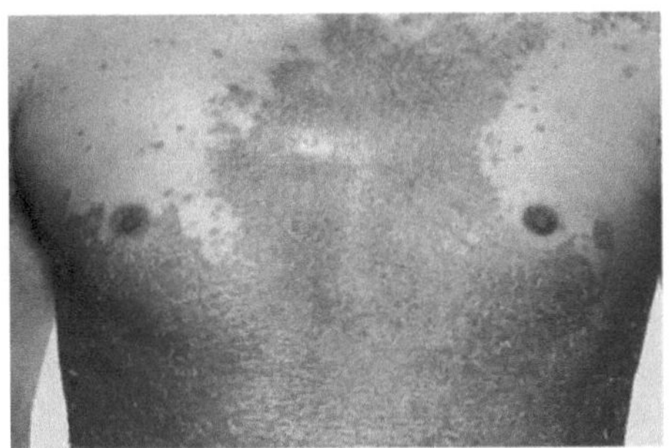

Figura 32: Eritrodermia, ou Esfoliativa

Doença psoriática das unhas:

Cerca de metade das pessoas com psoríase também têm acumulação de células da pele debaixo das unhas, que se tornam espessas. É frequente estas partirem-se ou racharem. Em casos graves, podem desfazer-se ou cair. Pode haver manchas vermelhas ou amarelas acastanhadas por baixo. Por vezes, a superfície apresenta pequenas amolgadelas, como picadas de alfinete. Quando se desprendem da pele por baixo (o leito ungueal), dá-se o nome de onicólise.

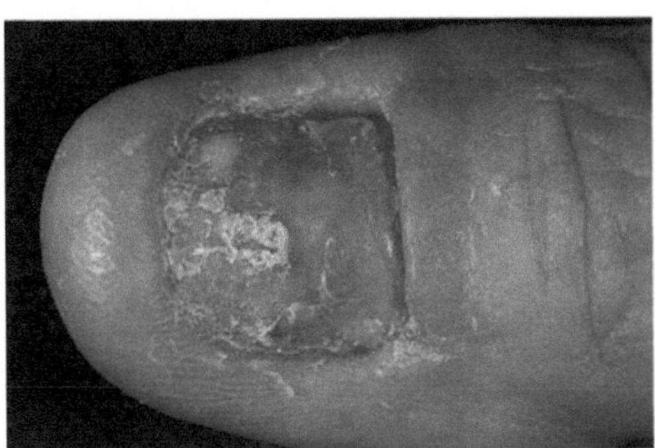

Figura 33: Doença psoriática das unhas

Artrite psoriática:

Cerca de um terço das pessoas com psoríase tem dores, rigidez e inchaço nas articulações. Quando estes dois problemas se manifestam, dá-se o nome de artrite psoriática ou doença psoriática. Os sintomas não têm de ocorrer ao mesmo tempo. Normalmente, as manchas de pele seca e vermelha com escamas prateadas aparecem primeiro, mas nem sempre. O esfarelamento das unhas e as alterações de cor são comuns nas pessoas com esta doença.

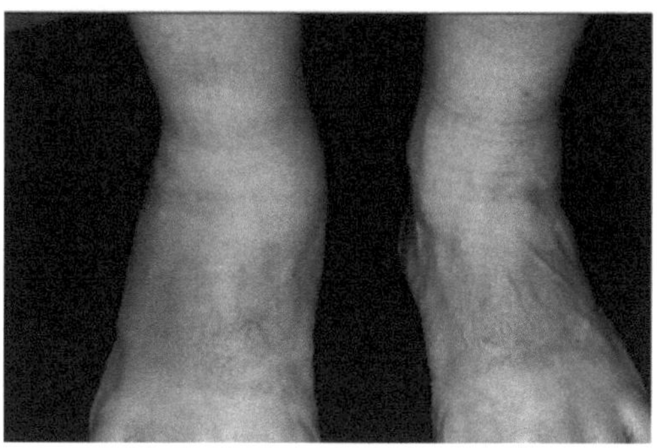

Figura 34: Artrite psoriática

Psoríase do couro cabeludo: O que precisa de saber

O que é a psoríase do couro cabeludo?

Esta doença de pele ocorre quando o sistema imunitário envia sinais errados e as células da pele crescem demasiado depressa. Estas acumulam-se em manchas vermelhas, muitas vezes com escamas prateadas. Pelo menos metade das pessoas com psoríase têm-na no couro cabeludo. Mas também pode aparecer na testa, atrás das orelhas e na parte de trás do pescoço.

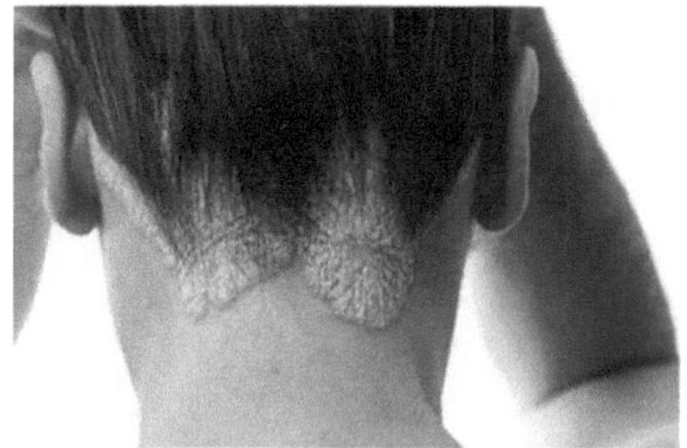

Figura 35: Psoríase do couro cabeludo

Quem o pode obter?

Não se pode apanhar psoríase do couro cabeludo de outra pessoa que a tenha. Não é contagiosa. É hereditária. É algo que se transmite através dos genes da sua família. A maioria das pessoas que sofrem de psoríase têm pelo menos uma pessoa na família com a doença.

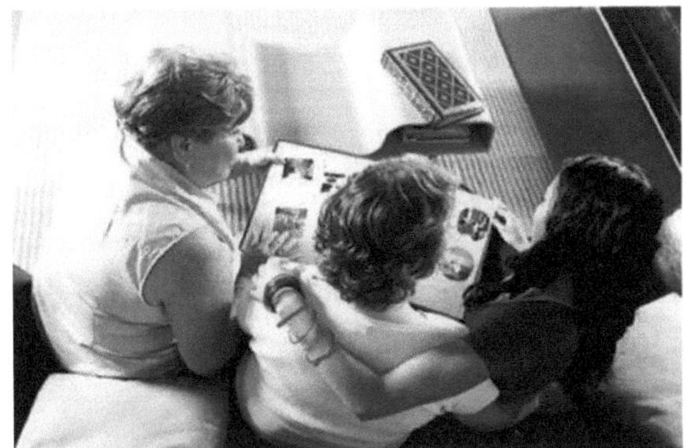

Figura 36

Sintoma: Manchas vermelhas e brancas

A forma mais comum da doença é a psoríase em placas. Tem o aspeto de áreas de manchas vermelhas, espessas e inchadas, com bordos bem definidos. Por cima destas áreas estão as escamas branco-prateadas. É fácil arrancá-las e provocar hemorragias, por isso seja delicado consigo próprio quando penteia o cabelo, usa champô ou põe e tira chapéus.

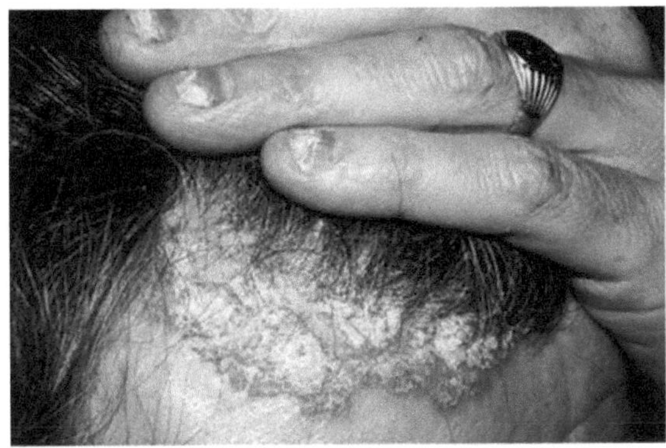

Figura 37: Patches vermelhos e brancos

O que pode fazer:

Os champôs salicílicos e outras soluções podem ajudar com as escamas. Os médicos também podem prescrever esteróides de alta potência sob a forma de cremes, géis, soluções e espumas. Os cremes podem ser gordurosos, por isso pode querer experimentar os outros no seu couro cabeludo. Pode ajudar colocar espuma de clobetasol, um corticosteroide, diretamente na pele húmida. Também está disponível num spray sujeito a receita médica.

Sintoma: Couro cabeludo seco e escamoso

Como as células da pele crescem e atingem a superfície da pele demasiado depressa, têm tendência a acumular-se e a descamar. Isto pode parecer-se com caspa. Mas, ao contrário desta, a psoríase do couro cabeludo provoca um brilho prateado e escamas secas. A caspa pode ser cerosa ou gordurosa.

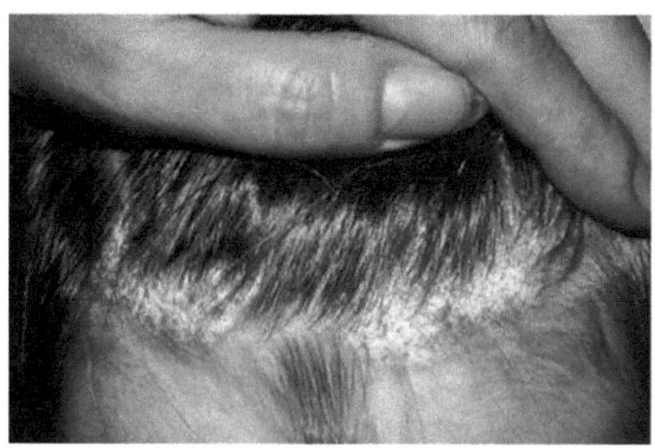

Figura 38: Couro cabeludo seco e escamoso

Champô para um couro cabeludo seco e escamoso:

Vários tipos, tanto de venda livre como com receita médica, podem ajudar. Experimente o sulfureto de selénio (1%) ou os à base de alcatrão para placas finas.

Para as escamas mais espessas, os champôs com ácido salicílico podem funcionar bem. Nem todos estes champôs funcionam para todas as pessoas. Poderá ter de experimentar um durante algumas semanas e mudar para outro se não funcionar.

Utilize primeiro o champô medicamentoso quando normalmente se ensaboaria. Não há problema em usar o champô e o amaciador normais depois. Saiba que as opções à base de alcatrão podem ser um pouco malcheirosas.

Sintoma: Comichão

Esta pode ser uma das partes mais difíceis de ter psoríase. Pode ser intenso e ininterrupto. Para algumas pessoas, parece uma sensação de ardor. Por muito mau que seja, tente não se coçar. Embora possa saber bem no momento, pode abrir a pele e fazer sangrar. Isso pode provocar a perda de cabelo e uma possível infeção.

Se detetar gânglios linfáticos inchados, pode ser sinal de uma infeção. Fale com o seu médico para poder ser tratado.

Hidratar e arrefecer para parar a comichão:

As primeiras coisas que pode querer experimentar são loções, hidratantes ou mesmo pomadas pesadas como a vaselina. Refrigere-os no frigorífico antes de os utilizar para obter um efeito calmante extra. Água fria ou compressas frias também podem proporcionar alívio.

Experimente um tratamento noturno:

A solução Baker P&S à base de óleo mineral ou o óleo para o couro cabeludo Derma-Smoothe FS (um corticosteroide sujeito a receita médica) são duas opções. Aplique qualquer um deles à noite e cubra com uma touca de banho para soltar as escamas. De manhã, lavar com champô.

Cortar a comichão com vinagre de cidra de maçã.

Algumas pessoas dizem para usar isto no couro cabeludo algumas vezes por semana. Há muito que é utilizado como desinfetante, pelo que pode arder um pouco quando o aplica. Pode misturá-lo com partes iguais de água para reduzir o ardor. Algumas pessoas gostam de o usar em força total e depois enxaguar quando seca. Mas não experimentes este produto se tiveres fissuras ou pele aberta. Vai doer imenso! Pode demorar algumas semanas a notar uma diferença na comichão. Em geral, consulte o seu médico antes de experimentar remédios naturais.

Óleo da árvore do chá:

Este é outro remédio natural que algumas pessoas dizem que lhes dá alívio - mas não existem estudos que o comprovem. Pode comprar um champô com este óleo. Antes de começar a usar, experimente um pouco no braço para ver se tem alguma reação. Algumas pessoas são alérgicas a ele.

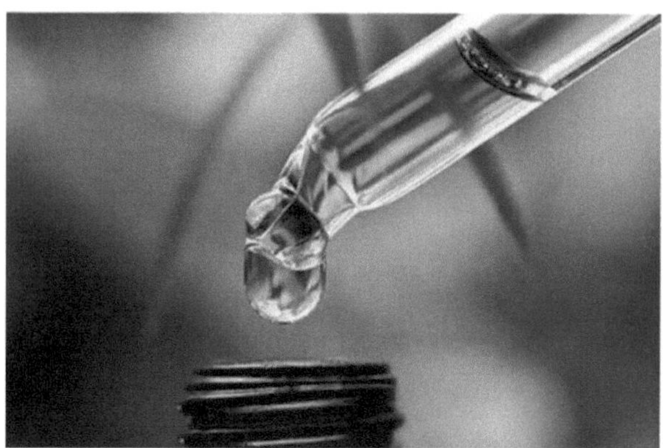

Figura 39: Óleo da árvore do chá

Medicamentos para a comichão:

Os comprimidos anti-histamínicos também podem ajudar. Também pode perguntar ao seu médico ou farmacêutico sobre produtos com capsaicina e sobre anestésicos que pode colocar na sua pele para adormecer a comichão.

Quando a comichão é intensa, pode falar com o seu médico sobre outras opções, incluindo antidepressivos (especificamente os conhecidos como "NaSSAs") e medicamentos para a dor neurológica, como a gabapentina.

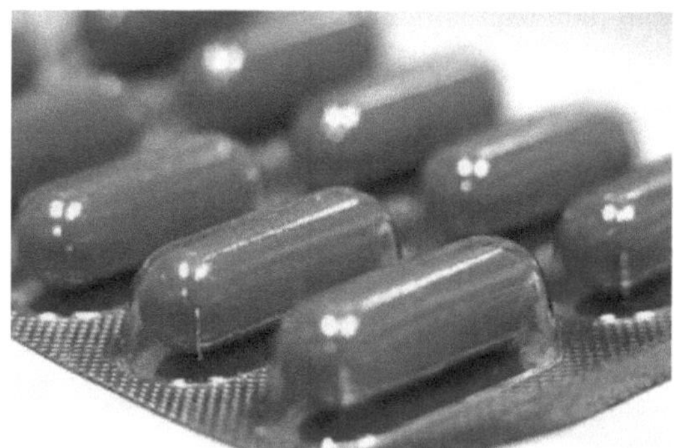

Figura 40: Medicação para a comichão

Sintoma: Dor

Uma crise pode ser dolorosa, quer seja porque o couro cabeludo fica tão seco que racha ou porque teve de ceder à coceira. Mas há coisas que pode fazer.

Soluções para a dor:

A melhor forma de a manter afastada é tratar e controlar a psoríase. Para manter as escamas sob controlo antes de poderem descamar e rachar, experimente um produto amaciador de escamas (queratolítico). Procure estes ingredientes activos: ácido salicílico, ácido lático, ureia ou fenol. Hidratar também para manter a humidade.

Quando os medicamentos de venda livre não forem suficientes, fale com o seu médico sobre outras opções. Um creme anestésico com receita médica que é uma combinação de lidocaína e prilocaína (Emla) pode ajudar.

Sintoma: Depressão

As coisas podem ser difíceis quando se tem psoríase. Pode ter de trabalhar todos os dias para controlar os flocos, a comichão e a dor. Mesmo as pessoas mais optimistas podem ficar desanimadas com os tratamentos que funcionam durante algum tempo e depois não funcionam. E quando as pessoas são rudes em relação à sua doença, pode ser muito mais difícil lidar com isso. Mas lembre-se que tem muitas opções de tratamento e formas de se sentir melhor.

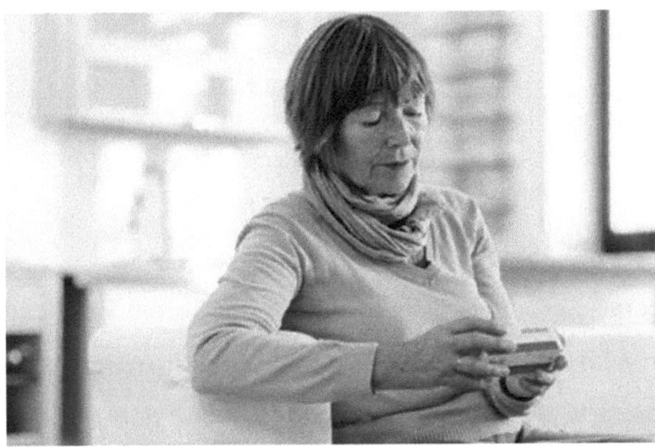

Figura 41: Depressão

O que pode fazer: Estender a mão

Se estiver a sentir-se em baixo há algum tempo, considere a possibilidade de obter ajuda de um profissional de saúde mental, como um conselheiro. Crie também um bom sistema de apoio. Pode juntar-se a um grupo de ajuda para a psoríase através da

National Psoriasis Foundation. Pode fazer com que se sinta melhor ao falar sobre o que está a passar, especialmente com pessoas que compreendem. Elas podem ajudá-lo a lembrar-se de que você é mais do que a sua pele.

Queda de cabelo:

Se as escamas ficarem espessas, pode perder cabelo durante algum tempo. Mas, normalmente, o cabelo volta a crescer quando a psoríase fica sob controlo e a pele cicatriza.

Se estiver a utilizar ácido salicílico como tratamento, este pode causar quebra e queda de cabelo. Mas isso pára quando se interrompe o tratamento. O mesmo pode acontecer se estiver a tomar um retinoide.

Regra geral, seja delicado quando se livrar das escamas. E, entretanto, sinta-se confiante tal como está. Ou, se quiser camuflar-se, aproveite a oportunidade para usar um novo acessório para a cabeça, seja um chapéu, um lenço ou uma peruca.

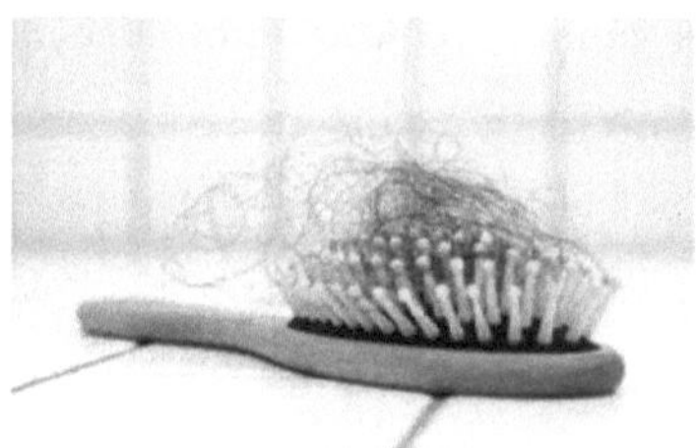

Figura 42: Queda de cabelo

Mais o seu médico pode fazer:

Se os champôs, cremes, espumas, géis ou sprays não forem suficientes para controlar a psoríase do couro cabeludo, o seu médico pode sugerir outras opções. A fototerapia com raios ultravioleta B - luz direccionada diretamente para as lesões, normalmente num consultório médico - funciona para algumas pessoas.

Existem também medicamentos chamados biológicos. Alguns são administrados sob a forma de injeção, outros são administrados através de uma veia (IV). Estes medicamentos suprimem o sistema imunitário. Fale com o seu médico sobre as suas opções.

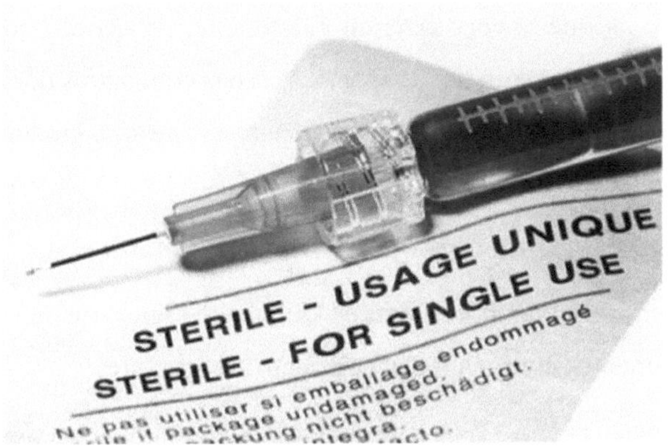

Figura 43

Outras coisas que pode fazer: Mantê-lo húmido

O ar seco pode piorar a pele seca. Um humidificador doméstico pode ajudar.

Além disso, depois de usar o champô, experimente um bom amaciador para selar a humidade. Lembre-se de que, sempre que aplicar algo para tratar a psoríase, deve esfregar suavemente o produto no couro cabeludo e não no cabelo. Desta forma, tem mais hipóteses de funcionar.

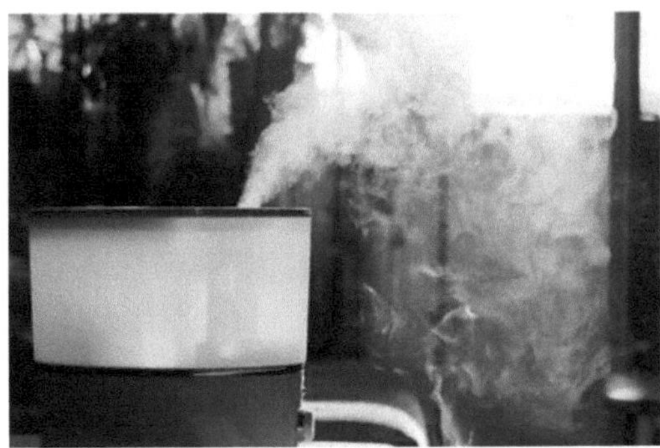

Figura 44: Manter húmido

Desestressar:

O stress é um dos maiores factores de desencadeamento de crises. Faça uma pausa todos os dias para descontrair. Faça algo que lhe dê prazer. Beba uma chávena de chá. Faça alongamentos. Procure online meditações guiadas de atenção plena. As pessoas que fizeram fototerapia UV e ouviram cassetes de meditação tiveram melhores resultados do que as que apenas fizeram fototerapia, de acordo com um pequeno estudo. Também pode falar com um terapeuta. Pessoas com outras doenças de pele têm tido sucesso com isto. Ajudou-as a lidar com o stress e a carga emocional que podem surgir com os problemas de pele.

O que evitar: Medicamentos, queimaduras solares e muito mais

Alguns ingredientes dos champôs, como os sulfatos, e alguns medicamentos, como o lítio ou os medicamentos contra a malária, podem ser irritantes.

Além disso, diferentes pessoas referem problemas quando o fazem:

-- Vive num clima seco. (Ajuda a hidratar.)

-- Ficar com queimaduras solares. (Procurar sombra, usar um chapéu e usar protetor solar).

-- Secar o cabelo com o secador (secar ao ar ou com uma toalha suave).

Outras formas de evitar as crises? Não fume e não beba álcool!

O que mais se pode fazer:

Estabeleça um plano de tratamento com o seu médico e cumpra-o. Mas não tenha medo de falar com o seu médico sobre a possibilidade de o alterar se não estiver a funcionar. Se ainda não tiver obtido alívio, considere a possibilidade de obter uma segunda opinião. Quando trabalham em conjunto, podem encontrar uma forma de começar a sentir-se melhor.

O que é o eczema?

É por vezes chamada "a comichão que provoca erupções cutâneas", porque a comichão normalmente aparece primeiro. Este grupo de erupções cutâneas pode aparecer primeiro em bebés e crianças pequenas, tornando-se mais seco e escamoso em crianças mais velhas. Nos adultos, podem aparecer manchas escamosas e coriáceas ou um eczema persistente das mãos. A dermatite atópica é uma forma comum e muitas vezes hereditária, mas existem outros tipos e muitos tratamentos.

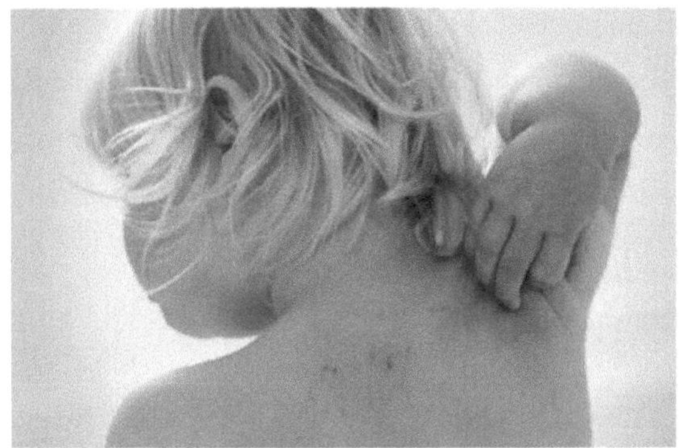

Figura 45: Eczema

Sintomas:

A comichão é a principal. E quando se começa a coçar, a pele fica inflamada e com mais comichão ainda. O aspeto pode ser diferente, mas é possível notar:

- Áreas vermelhas e escamosas

- Pequenos inchaços ásperos

- Manchas espessas e coriáceas

- Saliências que libertam líquido e formam crostas

Se a sua pele for escura, a zona afetada pode ser mais clara ou mais escura.

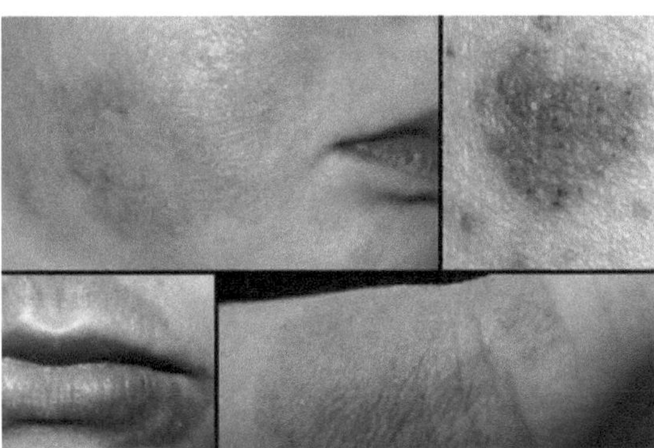

Figura 46

Eczema em bebés:

Os bebés com apenas 6 a 12 semanas de idade podem ter dermatite atópica sob a forma de uma erupção cutânea facial irregular. Pode tornar-se vermelha e escamosa, e pode

39

aparecer na testa ou no couro cabeludo. A humidade da baba piora a situação. Em alguns casos, a doença desaparece aos 2 anos de idade. No entanto, cerca de metade das pessoas que tiveram dermatite atópica em criança continuarão a tê-la em adulto.

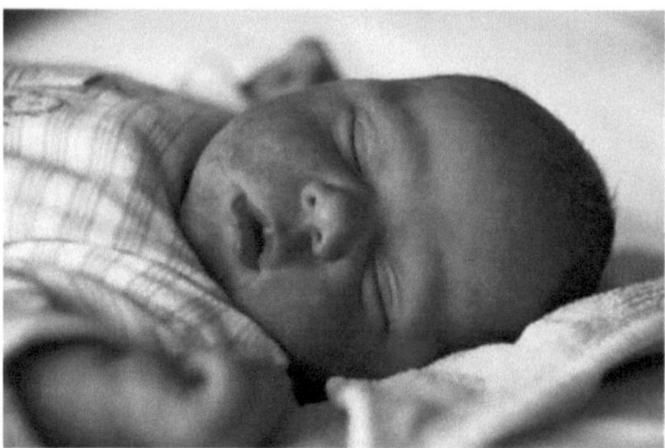

Figura 47: Eczema em bebés

Dermatite atópica ou crosta láctea?

A "crosta láctea" nos bebés é uma doença a que os médicos chamam eczema seborreico ou dermatite seborreica. Aparece como manchas amarelas, oleosas e escamosas no couro cabeludo. Normalmente, desaparece sem tratamento aos 8 a 12 meses de idade.

Em contrapartida, a dermatite atópica apresenta-se normalmente como uma erupção cutânea vermelha. É mais frequente nas bochechas, mas também pode afetar o couro cabeludo.

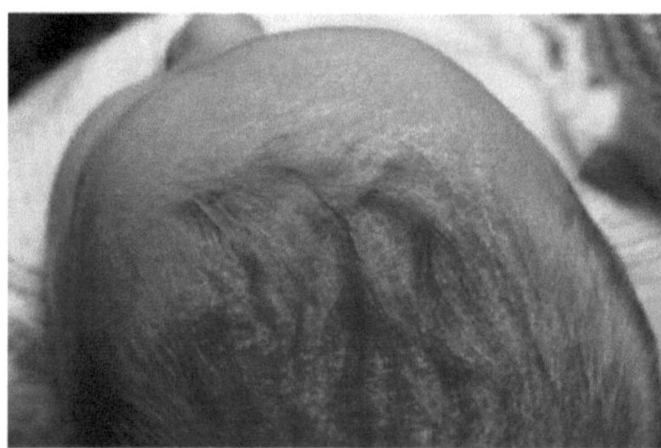

Figura 48: Dermatite atópica

Eczema em crianças:

As crianças podem ter a erupção cutânea na parte interior dos cotovelos ou atrás dos joelhos, à volta da boca, nos lados do pescoço ou nos pulsos, braços e mãos. As pessoas com dermatite atópica têm maior probabilidade de ter alergias alimentares, incluindo alergias a amendoins, leite ou outros frutos secos. Mas não deve restringir os alimentos a não ser que o seu médico confirme uma sensibilidade alimentar. Também não é contagiosa.

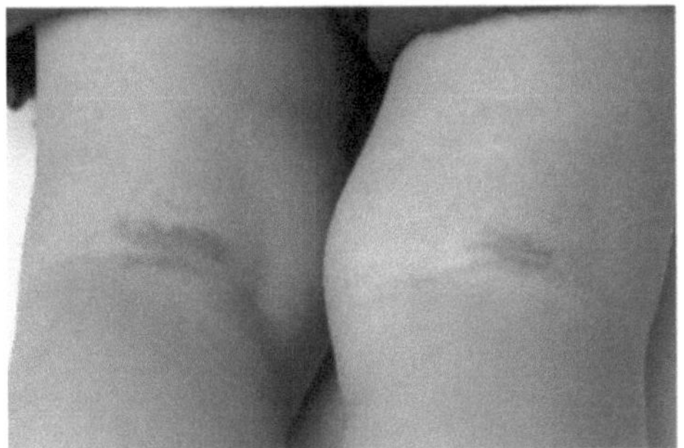
Figura 49: Eczema em crianças

Quando os adultos percebem:

Poderá notar manchas de comichão nas mãos, cotovelos e nas zonas de "dobragem" do corpo, como a parte interior dos cotovelos e a parte de trás dos joelhos. Mas o eczema pode aparecer em qualquer sítio, incluindo o pescoço, o peito e as pálpebras. As pessoas que tiveram dermatite atópica em criança podem ter erupções cutâneas mais secas e escamosas em adultos. A pele pode estar descolorida ou espessada.

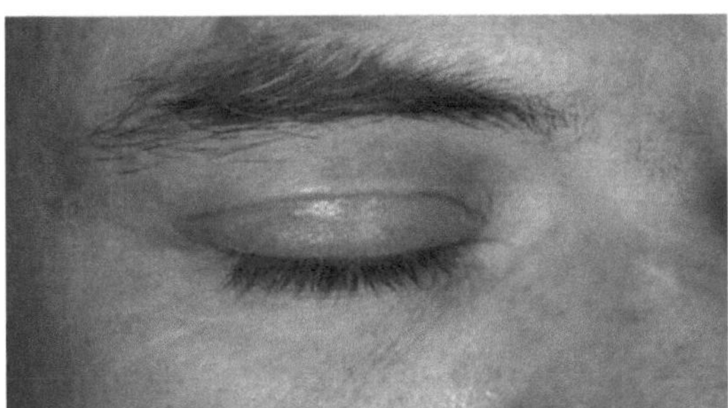
Figura 50

Diagnóstico:

Se uma erupção cutânea não desaparecer, for desconfortável ou desenvolver uma crosta ou bolha cheia de pus, consulte o seu médico. Ele irá verificar o seu historial médico, os sintomas e perguntar-lhe sobre quaisquer alergias na sua família. Também pode fazer testes de alergia ou um exame microscópico de uma raspagem da pele (vista aqui) para excluir infecções.

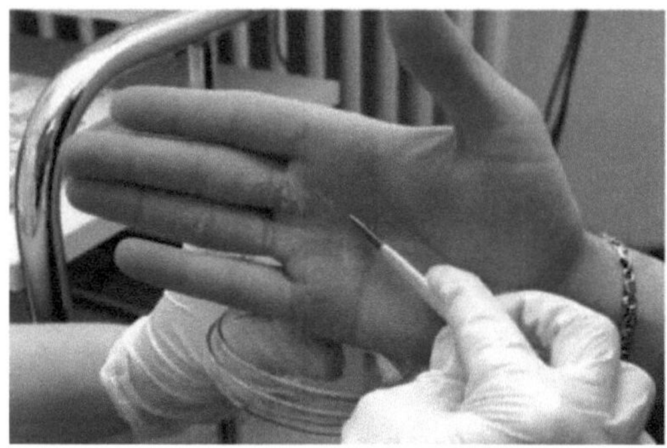

Figura 51: Diagnóstico

Ligação com a febre dos fenos ou a asma:

Existe uma ligação entre estas duas doenças e a dermatite atópica. Se um dos pais tiver febre dos fenos ou asma, é mais provável que os seus filhos tenham a doença de pele. E cerca de metade das crianças com dermatite atópica acabam por ter febre dos fenos ou asma.

Eczema e alergias:

Os factores que desencadeiam um ataque alérgico - ácaros, pólen, pelo de animais, bolor - podem fazer com que algumas pessoas com dermatite atópica fiquem com uma erupção cutânea. As alergias alimentares também podem desencadear um surto. Estes alergénios provocam uma reação exagerada do sistema imunitário, levando à inflamação da pele.

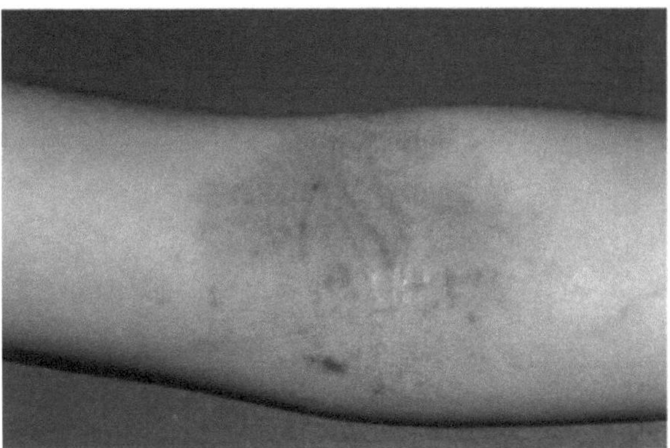

Figura 52: Eczema e alergias

Outros factores de desencadeamento:

Os irritantes podem causar inflamação e comichão, provocando um surto de eczema. Tocar em produtos químicos agressivos pode causar uma erupção cutânea em qualquer pessoa, mas as pessoas com eczema podem ser sensíveis a irritantes ligeiros, como lã, detergentes, adstringentes ou fragrâncias. O stress emocional também pode provocar uma erupção cutânea. O mesmo acontece com o suor e o facto de molhar e secar muito a pele, como quando lava as mãos.

Pele seca?

A camada exterior da pele funciona normalmente como uma barreira. Protege as camadas interiores de irritantes e infecções. As pessoas com dermatite atópica têm uma pele muito seca que não é tão protetora. Se tem eczema, utilize produtos de limpeza suaves e um hidratante após a lavagem. Um clima seco ou a baixa humidade do inverno podem provocar o aparecimento da doença. As pessoas com dermatite atópica também têm maior probabilidade de contrair infecções cutâneas.

Causas:

Os médicos não sabem exatamente o que causa a dermatite atópica, a forma mais comum de eczema. É provável que os seus genes, o ambiente e outros factores desempenhem um papel importante. Um problema do sistema imunitário pode criar inflamação na pele. As perturbações emocionais não são uma causa, mas o stress pode agravar os sintomas.

Tentar não coçar:

As pessoas com dermatite atópica podem coçar-se 500 a 1.000 vezes por dia. Isso piora a erupção cutânea e pode tornar mais provável uma infeção. Utilize uma compressa fria para aliviar a sensação de comichão. Distraia as crianças com actividades. Os hidratantes são calmantes, e alguns cremes ou pomadas medicinais também podem ajudar.

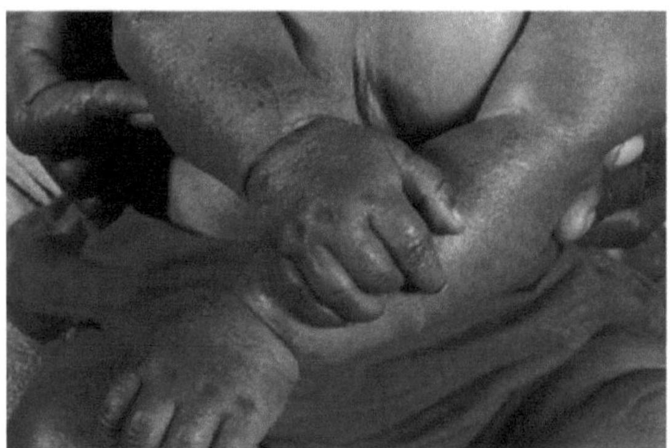

Figura 53: Tentar não arranhar

Corticosteróides

Os produtos de hidrocortisona de venda livre podem ajudar nos casos ligeiros de eczema. Não os utilize em crianças com menos de 2 anos ou durante mais de 7 dias, exceto se o seu médico o autorizar. Por vezes, as pessoas precisam de corticosteróides mais fortes para controlar a inflamação. A utilização a longo prazo pode ter efeitos secundários, tais como o adelgaçamento da pele, infecções, estrias e vasos sanguíneos visíveis. Se outros tratamentos não funcionarem, o médico pode recomendar injecções ou comprimidos de esteróides.

Anti-histamínicos

Estes medicamentos podem proporcionar alívio do ciclo de comichão e coçar para algumas pessoas com dermatite atópica. Estão disponíveis muitas opções de venda livre e com receita médica, cada uma com dosagens e efeitos secundários ligeiramente diferentes. Consulte o seu médico para obter uma recomendação.

Domar a resposta imunitária:

A prescrição de medicamentos para a pele que acalmam um sistema imunitário hiperativo pode ajudar a tratar o eczema da dermatite atópica. Os médicos geralmente prescrevem-nos apenas quando outros tratamentos não ajudaram, para uso a curto prazo, em certas pessoas. Os medicamentos têm um aviso de "caixa negra" devido a preocupações com o aumento do risco de cancro. Mas a Academia Americana de Dermatologia não concorda com esse aviso. Por isso, pergunte ao seu médico sobre os prós e os contras.

Tratamento: Eczema das mãos

A alitretinoína, um parente da vitamina A, pode melhorar ou mesmo eliminar esta doença quando outros tratamentos não funcionam. Ainda não foi aprovado pela FDA para este uso. Pode provocar dores de cabeça ou pele seca, ruborizada ou sensível ao sol. A alitretinoína pode causar defeitos congénitos graves, por isso não deve planear engravidar enquanto estiver a tomar este medicamento. Também ajuda usar luvas no exterior no inverno para proteger as mãos.

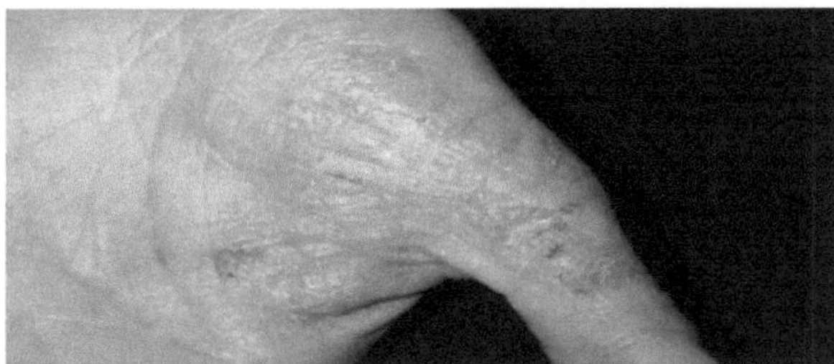

Figura 54: Eczema das mãos

Fototerapia:

A luz UV afecta o sistema imunitário. Em algumas pessoas, pode melhorar os casos moderados a graves de eczema por dermatite atópica ou dermatite de contacto. O "PUVA" é um tratamento UV combinado com um medicamento chamado psoraleno. Mas não funciona para toda a gente e piora o eczema de algumas pessoas. Além disso, demasiada luz UV é má para a sua pele. Por isso, deve falar com o seu médico sobre os riscos e benefícios.

Tratamentos para crianças:

Mantenha as unhas do seu filho curtas e a sua pele hidratada. Vista-o com roupas largas e certifique-se de que não fica sobreaquecido. Dependendo da gravidade da doença, o seu médico pode recomendar corticosteróides para tratar a dermatite atópica. Existem também tratamentos cutâneos sujeitos a receita médica, pimecrolimus (Elidel) e tacrolimus (Protopic), para crianças a partir dos 2 anos de idade.

Banhos de lixívia:

Uma pequena quantidade de lixívia doméstica no banho pode ajudar a controlar a dermatite atópica se alguém também tiver uma infeção por estafilococos. Num estudo, as crianças com dermatite atópica moderada a grave e estafilococos mergulharam em banhos de lixívia diluída e usaram uma pomada antibiótica no nariz. Estes tratamentos melhoraram os seus sintomas cutâneos. Os pais devem falar primeiro com um dermatologista ou outro médico.

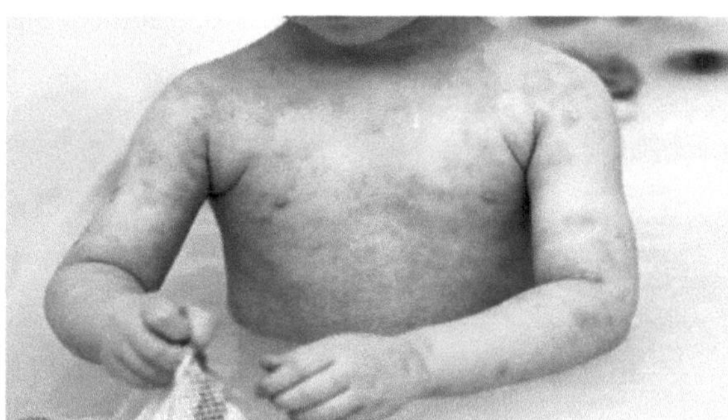

Figura 55: Banhos de lixívia

Tratamentos naturais:

Alguns estudos mostram que os probióticos, o chá oolong ou a medicina herbal chinesa podem aliviar os sintomas. Mas outros estudos não confirmaram este facto. As ervas e os suplementos podem ter efeitos secundários, pelo que deve falar primeiro com o seu médico. É uma boa ideia experimentar coisas que reduzem o stress.

Eczema e infecções:

Quase todas as pessoas com dermatite atópica têm bactérias "staph" *(Staphylococcus aureus)* na sua pele, em comparação com apenas cerca de 5% das pessoas sem esta doença de pele. Informe o seu médico sobre os sintomas de uma infeção, como crostas cor de mel, bolhas cheias de pus ou líquido, manchas vermelhas escamosas, inchaço ou febre.

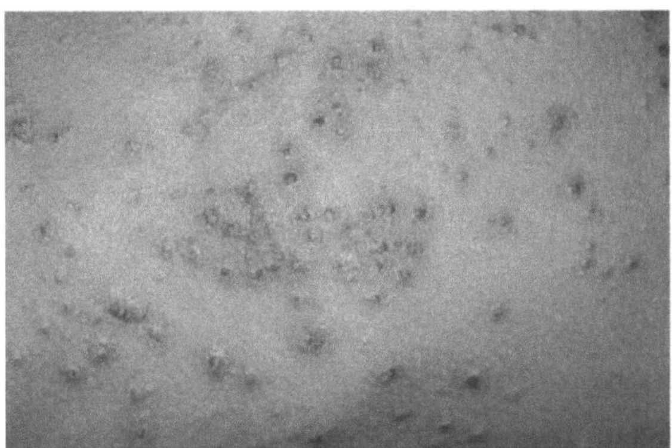

Figura 56: Eczema e Infecções

Cuidados com a pele seca:

Mesmo quando o eczema diminui, a sua pele pode continuar seca. Tome banhos diários curtos em água morna. Seque parcialmente a sua pele e utilize um hidratante espesso, bem como qualquer medicação logo após o banho. Hidrate a pele ao longo do dia e utilize sabonetes ou produtos de limpeza suaves. Procure produtos sem perfume para ajudar a evitar uma reação. Lembre-se que "sem perfume" pode significar apenas que o produto contém outro ingrediente para disfarçar o cheiro.

Viver com eczema:

O seu filho sente-se constrangido com as suas erupções cutâneas? Ajude-o a evitar os factores desencadeantes e a controlar o stress. A Academia Americana de Dermatologia organiza o Camp Discovery para crianças com problemas de pele. Os adultos com a doença podem precisar de fazer algumas alterações. Os trabalhos que requerem muita lavagem das mãos ou que envolvem a exposição a químicos ou outros irritantes - tais como cuidados de saúde, limpeza de casas ou cabeleireiros - podem não ser uma boa escolha se tiver eczema.

Principais factores desencadeantes do eczema a evitar

Alguns produtos químicos:

Para evitar aqueles que podem provocar comichão no eczema e para manter a sua pele feliz:

- Usar luvas forradas de algodão durante a limpeza.

- Não utilize ambientadores, perfumes ou velas perfumadas.

- Afaste-se do fumo. Se fuma, esta é uma óptima altura para abandonar o hábito.

Água quente:

Mantenha-o morno ou frio, para que a sua pele fique mais calma depois de lavar as mãos e tomar banho. Quando terminar, dê suaves pancadinhas na pele - não esfregue - até ficar apenas húmida. Depois, aplique imediatamente uma loção espessa para reter a humidade. Verifique o rótulo dos ingredientes da sua loção. Se for alérgico à lã, a lanolina irá irritar a sua pele. Não tem alergia à lã? A lanolina ajuda.

O sol, o suor e o protetor solar:

Pode estar ao sol, mas a sua pele pode não gostar de ficar quente e suada. Se for esse o caso, mantenha-se fresco e procure a sombra. Use sempre protetor solar. As queimaduras solares inflamam a pele e podem levar a uma crise de eczema. Se for sensível aos protectores solares, bloqueie os raios de sol com versões minerais, como o óxido de zinco ou o dióxido de titânio. Os protectores solares feitos para o rosto também lhe podem dar uma proteção suave.

Algumas peças de roupa:

Roupas de algodão soltas e respiráveis podem ser a sua melhor aposta. A lã e o mohair podem ser espinhosos. Os materiais sintéticos como o poliéster, o nylon e o rayon podem fazê-lo suar. Lave as roupas antes de as usar para ajudar a eliminar a tinta ou os químicos utilizados para as manter sem rugas na loja. Faz limpeza a seco? Retire os sacos de plástico e areje a roupa durante 24 horas se os químicos o incomodarem.

Detergentes, sabões e champôs:

Quando lavar o seu corpo ou a sua roupa, pense em ser delicado. Escolha detergentes para a roupa feitos para bebés ou para peles sensíveis, como os que não têm perfume. Utilize apenas a quantidade sugerida. Se necessário, enxagúe a roupa duas vezes. Ignore os amaciadores de roupa e as folhas de secador perfumadas. Para o duche, escolha um produto de limpeza sem sabão que seja suave e sem perfume. Os champôs também estão disponíveis em versões transparentes, com pH neutro e sem perfume.

Stress:

Com a tensão a aumentar? Experimente técnicas de relaxamento como ioga, meditação, respiração profunda ou biofeedback. A ansiedade e o stress podem agravar doenças de pele como o eczema. Como? Quando está tenso, as hormonas de stress do seu corpo causam inflamação que irrita a sua pele. Mesmo o stress físico, como quando está a combater uma constipação, pode ter consequências. Por isso, cuide bem de si e crie o hábito de dormir o suficiente.

Alergias:

Se é alérgico ao pólen, ao pelo dos animais, aos ácaros e ao bolor, tente evitá-los. Em casa, limpe o pó e aspire regularmente, e lave a roupa de cama semanalmente em água quente. Se possível, livre-se de cortinas e alcatifas pesadas. Se algumas tarefas o irritam, peça ajuda ou contrate alguém para o fazer. Se continuar a ter problemas de alergias, fale com o seu médico sobre outras formas de obter alívio.

Sensibilidades alimentares:

Alguns estudos mostram que estes podem piorar o eczema - especialmente em bebés e crianças. Amendoins, leite, soja, trigo, peixe e ovos são os culpados mais comuns. Uma vez que as crianças precisam de uma dieta equilibrada, não deixe de lhes dar alimentos que pensa poderem causar crises de eczema. Fale primeiro com um pediatra ou dermatologista. Eles podem fazer testes para detetar os alimentos problemáticos.

Ar seco:

A sua pele fica pior no inverno? O aquecedor da sua casa mantém-na quente, mas pode sugar a humidade do ar. Deve hidratar a sua pele regularmente. Se vive num local seco, considere a possibilidade de utilizar um humidificador. Se o fizer, limpe-o como indicado, pelo menos uma vez por semana. O bolor pode desenvolver-se nos humidificadores e piorar o eczema em algumas pessoas.

Exercício e suor:

Fazer exercício é ótimo para si e pode aliviar o stress. Mas o suor do exercício pode agravar a pele. Não desista! Para se manter fresco, faça pausas durante os treinos, não se vista demasiado e beba água quando estiver com calor. Tente fazer exercício dentro de casa ou durante as horas mais frescas do dia. Lembre-se de limpar suavemente o suor. A natação também pode ajudar a manter-se fresco, mas não se esqueça de tomar um duche e hidratar depois, uma vez que o cloro pode ser irritante.

Baba e saliva:

Para evitar manchas de eczema nas bochechas, queixo, pescoço e à volta da boca do seu bebé, aplique uma camada espessa de pomada hidratante antes de comer ou dormir.

Infecções cutâneas:

A comichão é pior do que o normal? Tem mais manchas vermelhas? Consulte o seu dermatologista. Se tiver uma infeção bacteriana ou de levedura na sua pele - como estafilococos ou cândida - isso pode fazer com que o seu eczema se agrave. O médico pode prescrever antibióticos para ajudar nas infecções bacterianas e medicamentos antifúngicos para ajudar nas infecções por fungos. Isto irá controlar a crise, para que se sinta melhor.

Factos sobre Pityriasisrosea:

• A Pityriasisrosea começa como uma única e grande mancha cor-de-rosa encontrada no tronco do corpo chamada "mancha de arauto".

• A mancha de arauto é seguida uma a duas semanas mais tarde por manchas cor-de-rosa mais pequenas numa configuração de "árvore de Natal".

• A pitiríase rósea provoca uma comichão ligeira em 50% dos casos e desaparece espontaneamente numa média de seis a oito semanas.

- A pitiríase é por vezes acompanhada de sintomas ligeiros, semelhantes aos da gripe, e pode imitar uma infeção fúngica e outras doenças.

- A Pityriasisrosea não tem efeitos duradouros na saúde e não é diretamente contagiosa.

- A imunidade para toda a vida ocorre frequentemente após um episódio de pitiríase.

O que é a pitiríase?

- A pitiríase rósea é uma erupção cutânea comum, normalmente observada em indivíduos entre os 10 e os 35 anos de idade. A erupção cutânea dura normalmente seis a oito semanas, raramente prolongando-se por 12 semanas ou mais. Uma vez que uma pessoa tenha pitiríase-rosácea, esta geralmente não se repete durante a vida.

A pitiríase seica começa carateristicamente como uma placa assintomática única, grande, cor-de-rosa e escamosa, chamada "mancha de arauto" ou mancha mãe, medindo de 2 a 10 centímetros. A mancha heráldica é uma placa seca, cor-de-rosa a vermelha, que aparece nas costas, no peito ou no pescoço e tem um bordo escamoso bem definido.

Uma a duas semanas após o aparecimento inicial da mancha, a pessoa desenvolverá muitas manchas cor-de-rosa mais pequenas no tronco, braços e pernas. A segunda fase da pitiríase irrompe com um grande número de manchas ovais, com um diâmetro que varia entre 0,5 centímetros (tamanho de uma borracha de lápis) e 1,5 centímetros (tamanho de um amendoim). As manchas individuais formam um padrão simétrico de "árvore de Natal" nas costas, com o eixo longo das ovais orientado nas "Linhas de Blaschko" (linhas invisíveis da pele de origem embrionária). Esta erupção cutânea limita-se normalmente ao tronco, braços e pernas, ocorrendo raramente na face e no pescoço. A pitiríase-rosácea poupa normalmente o rosto e as mãos.

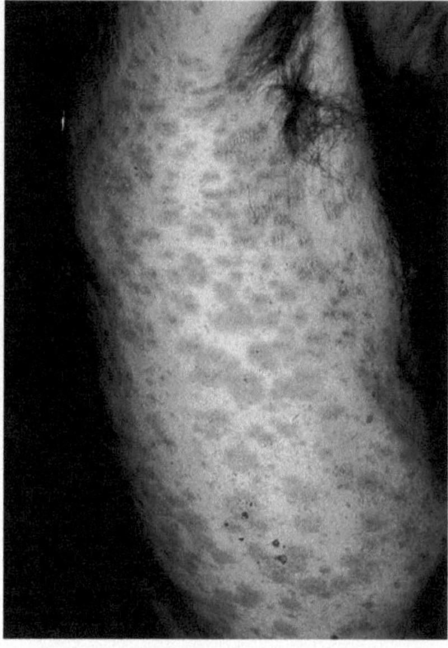

Figura 57: pitiríase no tronco

Uma erupção cutânea indica uma alteração anormal da cor ou da textura da pele. As erupções cutâneas são normalmente causadas por uma inflamação da pele, que pode ter várias causas.

Existem muitos tipos de erupções cutâneas, incluindo o eczema, o granuloma anular, o líquen plano e a pitiríase rósea.

Eczema e a sua pele:

O eczema é um termo geral que descreve várias doenças diferentes em que a pele fica inflamada, vermelha, escamosa e com comichão. O eczema é uma doença de pele comum e a dermatite atópica (também chamada eczema atópico) é uma das formas mais comuns de eczema.

O eczema pode ocorrer em adultos ou crianças. A doença não é contagiosa.

Eczema atópico:

Quais são as causas do eczema atópico?

A causa do eczema atópico não é conhecida, mas a doença afecta frequentemente pessoas com um historial familiar de alergias. Muitos indivíduos com eczema também têm febre dos fenos e/ou asma ou têm familiares com essas doenças.

Alguns factores podem desencadear um surto de eczema ou piorar o eczema, mas não causam a doença. Os factores que desencadeiam o eczema incluem o stress, irritantes da pele (incluindo sabonetes, produtos de cuidados da pele ou alguns tecidos), alergénios e clima/ambiente.

Quais são os sintomas do eczema atópico?

O aspeto do eczema pode variar de pessoa para pessoa. Nos adultos, o eczema ocorre mais frequentemente nas mãos e nos cotovelos, e em zonas de "dobragem", como a parte interior dos cotovelos e a parte de trás dos joelhos. Nas crianças pequenas, o eczema é frequentemente observado nos cotovelos, joelhos, face, pescoço e couro cabeludo. Os sinais e sintomas do eczema atópico incluem:

· Comichão

· Vermelhidão da pele

· Pele seca, escamosa ou com crostas que podem tornar-se espessas e coriáceas devido ao coçar prolongado

· Formação de pequenas bolhas cheias de líquido que podem escorrer quando coçadas

· Infeção das zonas onde a pele foi ferida

Como é diagnosticado o eczema atópico?

O eczema atópico é normalmente diagnosticado através de uma análise do historial de sintomas da pessoa e de um exame da pele. O médico pode testar uma área de pele escamosa ou com crostas para excluir outras doenças de pele ou infecções.

Como é tratado o eczema atópico?

O eczema atópico pode ser tratado com medicamentos, incluindo cremes e pomadas de venda livre que contêm o esteroide hidrocortisona (por exemplo, Cortizone-10, Cort-Aid, Dermarest Eczema. Estes produtos podem ajudar a controlar a comichão, o inchaço e a vermelhidão associados ao eczema. Os cremes de cortisona com prescrição médica, bem como os comprimidos e injecções de cortisona, também são utilizados para casos mais graves de eczema.

Para as pessoas com eczema ligeiro a moderado, os imunomoduladores tópicos (TIMs) podem ajudar. Os TIMS - incluindo os produtos de marca Protopic e Elidel - funcionam alterando a resposta imunitária do organismo aos alergénios, prevenindo os surtos. No entanto, em 2005, a FDA avisou os médicos para prescreverem Elidel e Protopic com precaução devido a preocupações sobre um possível risco de cancro associado à sua utilização. Os dois medicamentos têm um aviso de "caixa negra" da FDA na sua embalagem para alertar os médicos e os doentes para estes riscos potenciais. O aviso aconselha os médicos a prescreverem o uso a curto prazo de Elidel e Protopic apenas quando outros tratamentos disponíveis para o eczema tiverem falhado em adultos e crianças com mais de 2 anos de idade.

Outros medicamentos que podem ser utilizados em doentes com eczema incluem antibióticos (para tratar a pele infetada) e anti-histamínicos (para ajudar a controlar a comichão).

A fototerapia é outro tratamento que ajuda algumas pessoas com eczema. As ondas de luz ultravioleta encontradas na luz solar demonstraram ser benéficas para certas doenças de pele, incluindo o eczema. A fototerapia utiliza luz ultravioleta, quer ultravioleta A (UVA) quer ultravioleta B (UVB), de lâmpadas especiais para tratar pessoas com eczema grave.

Os riscos associados à fototerapia incluem ardor (normalmente semelhante a uma queimadura solar ligeira), pele seca, comichão, sardas e possível envelhecimento prematuro da pele. Os seus profissionais de saúde trabalharão consigo para minimizar quaisquer riscos.

O eczema atópico pode ser prevenido?

Atualmente, não existe uma estratégia eficaz para prevenir o eczema atópico, mas os sintomas da doença podem melhorar. Para melhorar os sinais de eczema:

Problemas de pele comuns em adultos: Zósteres, urticária e mais Tem problemas de pele?

A sua pele tem comichão, borbulhas ou está coberta por uma erupção cutânea ou manchas estranhas? A inflamação da pele, as alterações na textura ou na cor e as manchas podem resultar de uma infeção, de uma doença crónica da pele ou do contacto com um alergénio ou irritante. Se pensa que tem um destes problemas de pele comuns nos adultos, peça ao seu médico para o examinar. A maioria é ligeira, mas outros podem indicar algo mais grave.

Herpes zoster (Shingles):

Uma erupção de pontos elevados que se transformam em bolhas dolorosas, o herpes zóster faz com que a pele arda, dê comichão, formigueiro ou fique muito sensível. O herpes-zóster aparece frequentemente no tronco e nas nádegas, mas pode aparecer em qualquer sítio. Um surto dura cerca de duas semanas. O doente recupera, mas a dor, a dormência e a comichão podem persistir durante meses, anos ou mesmo para o resto da vida. O tratamento inclui cremes para a pele, medicamentos antivirais, esteróides e até antidepressivos. É importante ser tratado precocemente para não desenvolver dor residual.

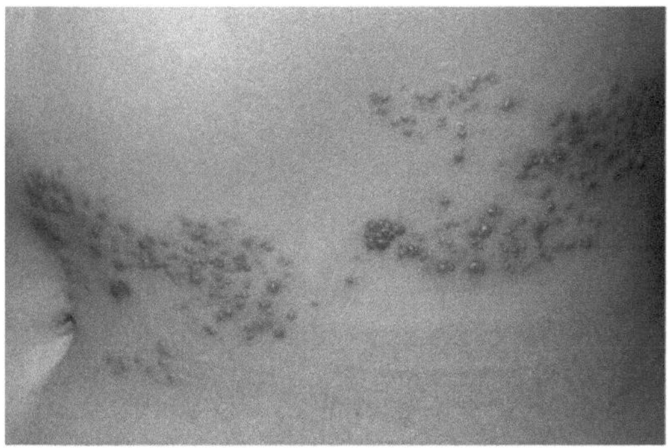

Figura 58: Herpes zoster (Shingles)

Urticária:

As urticárias têm o aspeto de vergões e podem provocar comichão, picadas ou ardor.

O seu tamanho varia e por vezes juntam-se. Podem aparecer em qualquer parte do corpo e durar de minutos a dias. As causas incluem temperaturas extremas, infecções como a faringite estreptocócica e alergias a medicamentos, alimentos e aditivos alimentares. Os anti-histamínicos e os cremes para a pele podem ajudar.

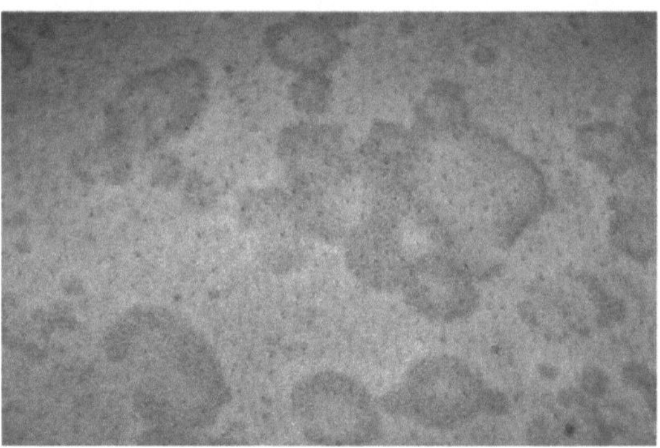

Figura 59: Urticária

Psoríase:

Manchas vermelhas e espessas de pele cobertas por escamas brancas ou prateadas são sinais de psoríase. Os médicos sabem como a psoríase funciona - o seu sistema imunitário desencadeia o crescimento demasiado rápido de novas células da pele - mas não sabem o que a causa. As manchas aparecem no couro cabeludo, cotovelos, joelhos e parte inferior das costas. Podem sarar e voltar ao longo da vida. Os tratamentos incluem cremes e pomadas para a pele, terapia com luz e medicamentos tomados por via oral, injetável ou intravenosa.

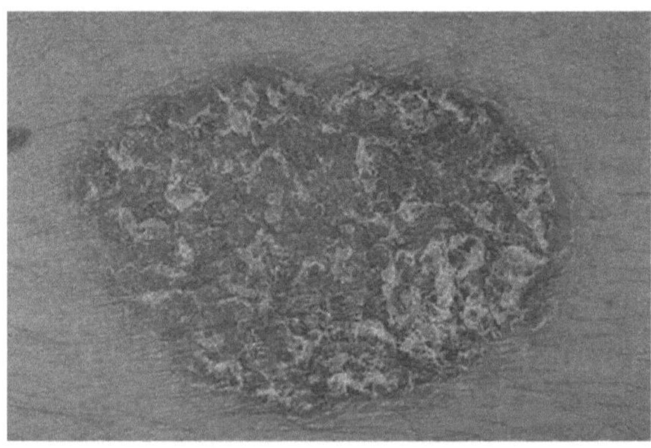

Eczema:

Eczema é um termo genérico para várias doenças não contagiosas que causam inflamação, vermelhidão, secura e comichão na pele. Os médicos não sabem ao certo o que faz com que o eczema comece, mas sabem que o stress, os irritantes (como os sabonetes), os alergénios e o clima podem desencadear crises. Nos adultos, aparece frequentemente nos cotovelos, nas mãos e nas dobras da pele. Vários medicamentos tratam o eczema. Alguns são espalhados sobre a pele e outros são tomados por via oral ou sob a forma de injeção.

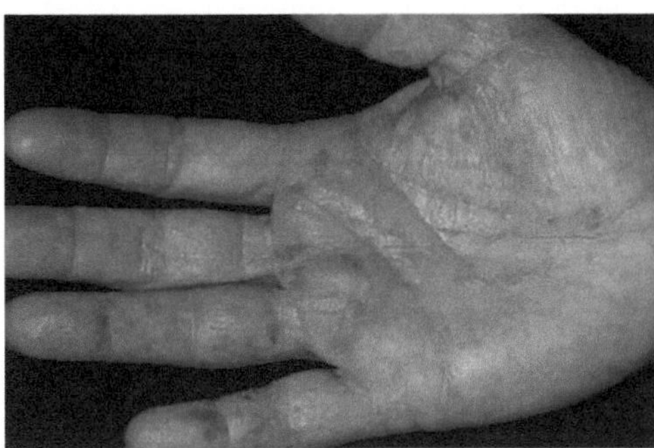

Figura 61: Eczema

Rosácea:

Uma tendência para corar facilmente, seguida de vermelhidão no nariz, queixo, bochechas e testa pode ser rosácea. Pode ficar mais vermelha com o tempo, com vasos sanguíneos visíveis. Pode apresentar pele espessada, inchaços e borbulhas cheias de pus. Pode até afetar os olhos. Existem medicamentos que podem ser tomados por via oral ou aplicados na pele.

Os médicos podem tratar vasos sanguíneos rompidos e pele vermelha ou espessa com lasers.

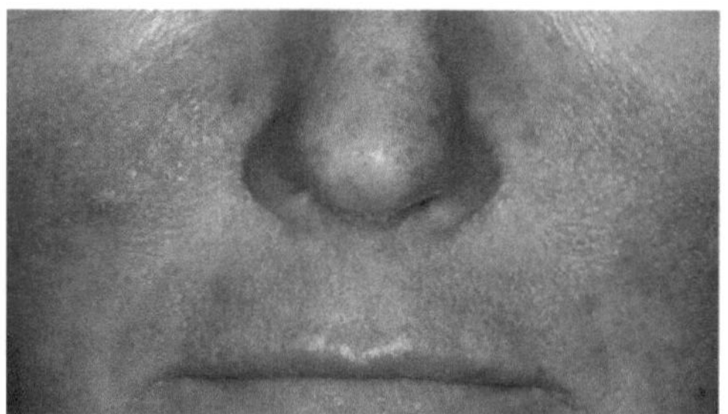

Figura 62: Rosácea

Herpes labial (bolhas de febre):

O vírus do herpes simples provoca bolhas pequenas, dolorosas e cheias de líquido na boca ou no nariz. O herpes labial dura cerca de 10 dias e transmite-se facilmente de pessoa para pessoa. Os factores desencadeantes incluem febre, demasiado sol, stress e alterações hormonais como a menstruação. Pode tratar o herpes labial com comprimidos ou cremes antivirais. Contacte o seu médico se as feridas tiverem pus, se a vermelhidão se espalhar, se tiver febre ou se os seus olhos ficarem irritados. Estas situações podem ser tratadas com comprimidos ou cremes receitados.

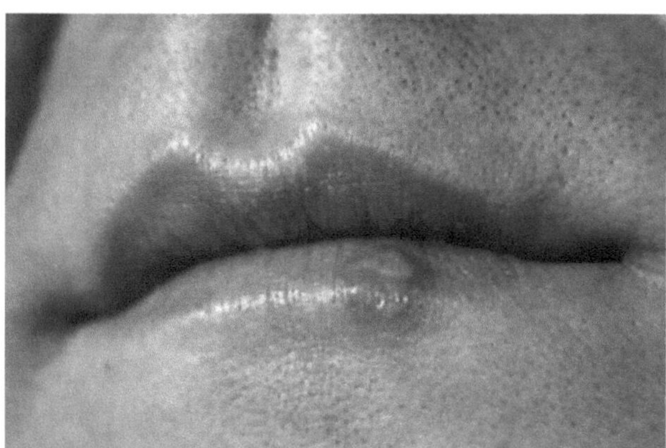

Figura 63: Herpes labial (bolhas de febre)

Erupção cutânea provocada por plantas:

O contacto com a camada oleosa da hera venenosa, do carvalho ou do sumagre provoca uma erupção cutânea em muitas pessoas. A erupção começa com vermelhidão e inchaço no local, e depois começa a dar comichão. As bolhas aparecem normalmente entre 12 a 72 horas após o contacto com a planta. Uma erupção cutânea típica parece uma linha vermelha, resultado do arrastamento da planta pela pele. Um surto dura normalmente até 2 semanas. O tratamento pode incluir medicamentos espalhados na pele ou tomados por via oral.

Acalma as erupções cutâneas que provocam comichão nas plantas:

Os medicamentos de prescrição ou de venda livre podem ajudar a aliviar a comichão. Experimente também compressas frias e banhos de aveia. O seu médico pode prescrever medicação para uma erupção cutânea grave e antibióticos para uma infeção. Aprenda a identificar estas plantas para evitar o contacto direto. Em geral, o carvalho venenoso cresce a oeste das Montanhas Rochosas; a hera venenosa a leste.

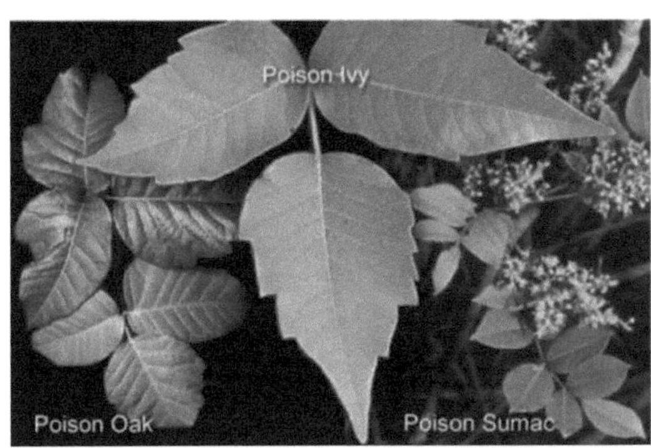

Figura 64: Acalmar erupções cutâneas com comichão nas plantas

Navalhas:

As borbulhas da lâmina de barbear surgem depois de se barbear, quando a extremidade afiada de um pelo cortado rente se enrola e cresce na sua pele. Isto pode causar irritação, borbulhas e até cicatrizes. Para minimizar os inchaços, tome um duche quente antes de se barbear, puxe a lâmina na direção em que o pelo cresce e não estique a pele enquanto puxa a lâmina. Utilize sempre um creme ou espuma de barbear. Enxagúe com água fria e aplique um creme hidratante.

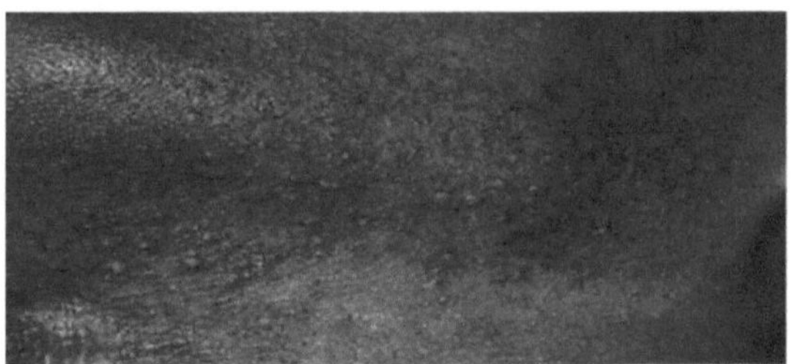

Figura 65: Lábios de barbear

Etiquetas de pele:

Este pequeno retalho de tecido cor de carne ou ligeiramente mais escuro fica pendurado na pele por um talo. Encontram-se normalmente no pescoço, no peito, nas costas, nas axilas, por baixo dos seios ou na zona das virilhas. As marcas de pele aparecem mais frequentemente nas mulheres e nas pessoas idosas. Não são perigosas e normalmente não causam dor, a não ser que fiquem irritadas quando a roupa ou a pele próxima roça nelas. Um médico pode cortá-las, congelá-las ou queimá-las.

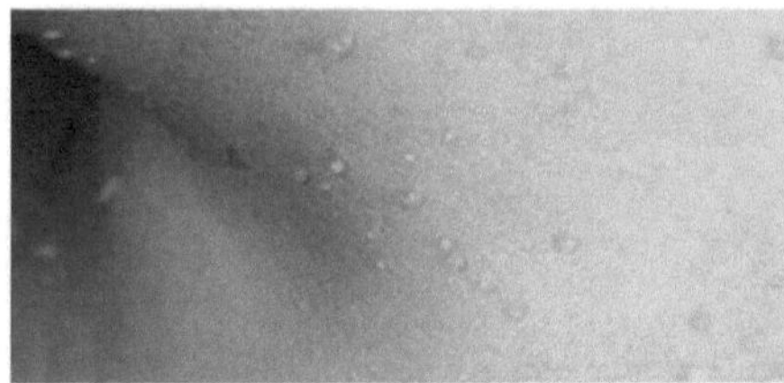

Figura 66: Marcas de pele

Acne:

A acne surge quando um poro entupido com óleo e células mortas da pele fica inflamado. Os poros que ficam abertos e escurecem são chamados pontos negros; os poros completamente obstruídos são conhecidos como pontos brancos. As bactérias e as hormonas desencadeiam a acne, que aparece mais frequentemente no rosto, peito e costas. Também pode ter borbulhas e quistos cheios de pus. Para controlar a acne, mantenha as áreas oleosas limpas e não as esprema (isto pode causar infecções e cicatrizes).

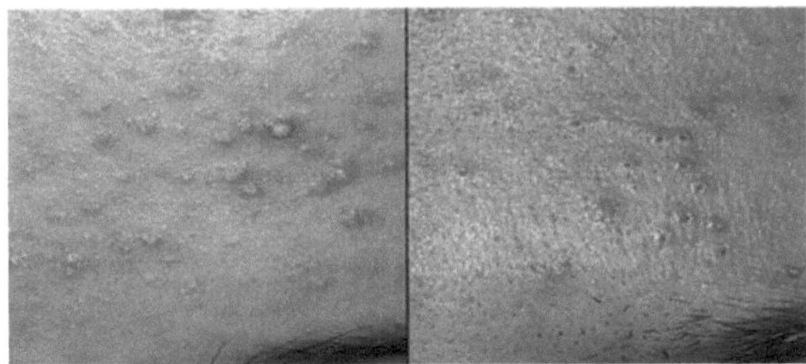

Figura 67: Acne

Pé de atleta:

Esta infeção fúngica da pele provoca descamação, vermelhidão, comichão e ardor nos pés. Também pode aparecerem bolhas e feridas. O pé de atleta é contagioso e transmite-se por contacto direto. Para o evitar, não partilhe sapatos com uma pessoa infetada nem ande descalço em áreas como balneários ou perto de piscinas. Trate-o com loções antifúngicas tópicas. Um médico pode prescrever medicamentos para casos mais graves. Durante o tratamento, é necessário manter os pés e a parte interior dos sapatos limpos e secos.

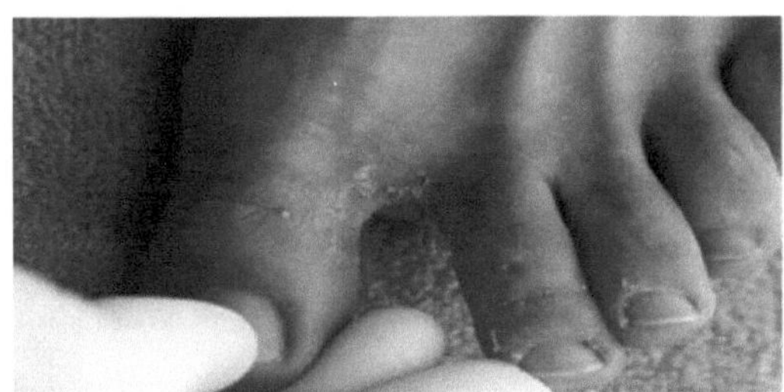

Figura 68: Pé de atleta

Toupeiras:

As toupeiras, geralmente de cor castanha ou preta, podem aparecer em qualquer parte do corpo. Podem aparecer isoladamente ou em grupos e geralmente aparecem antes dos 20 anos de idade. Algumas pintas mudam lentamente ao longo dos anos. Podem passar de planas a salientes, crescer pêlos ou mudar de cor. Faça um exame às suas pintas uma vez por ano por um dermatologista. Preste muita atenção a qualquer uma que mude, tenha bordos irregulares, tenha uma cor invulgar ou desigual, sangre ou dê comichão.

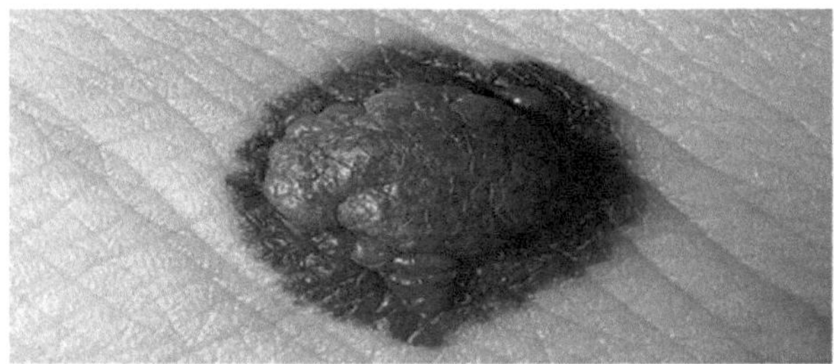

Figura 69: Toupeiras

Manchas de idade ou de fígado:

Estas incómodas manchas castanhas ou cinzentas não são realmente causadas pelo envelhecimento, embora se tornem mais comuns à medida que envelhecemos. São provocadas pela exposição à luz solar, razão pela qual tendem a aparecer no rosto, mãos e braços. Pode experimentar cremes branqueadores, peelings ácidos e tratamentos à base de luz para as atenuar. Consulte um dermatologista para excluir problemas graves como o melanoma, um tipo de cancro da pele.

Pitiríase rósea:

Uma erupção cutânea inofensiva, a pitiríase começa normalmente como uma única mancha escamosa e cor-de-rosa com um rebordo elevado. Dias ou semanas depois, começa a dar comichão e a espalhar-se. A erupção cutânea pode parecer uma árvore de Natal espalhada pelo corpo. Os médicos não sabem ao certo o que a causa, mas pensam que não é contagiosa. Geralmente desaparece em 6 a 8 semanas sem tratamento. A pitiríase se manifesta com mais frequência entre as idades de 10 e 35 anos.

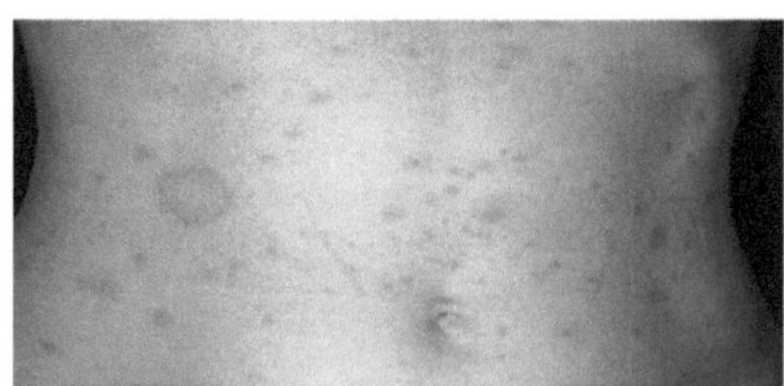

Figura 70: Pitiríase rósea

Melasma ("Máscara da gravidez"):

Melasma (cloasma) são manchas bronzeadas ou castanhas nas bochechas, nariz, testa e queixo. É muitas vezes chamado de "máscara da gravidez" porque ocorre em metade das mulheres grávidas. Os homens também o podem ter. Se não desaparecer por si só após o nascimento do bebé, pode tratá-la com cremes sujeitos a receita médica, produtos de venda livre ou tratamentos a laser. A luz solar agrava a doença, por isso utilize sempre um protetor solar de largo espetro com FPS 30.

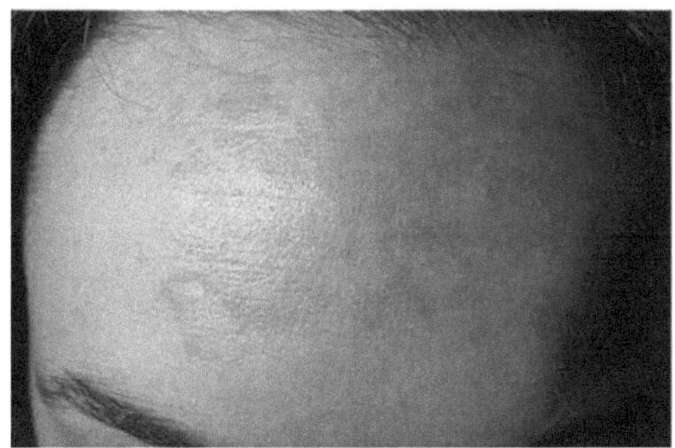

Figura 71: Melasma

Verrugas:

Na maioria dos casos, as verrugas comuns aparecem nos dedos ou nas mãos. São causadas pelo papilomavírus humano. As verrugas espalham-se quando se toca em algo usado por uma pessoa com o vírus. Para evitar o aparecimento de mais verrugas, cubra-as com pensos, mantenha-as secas e não as apanhe. Normalmente são inofensivas e indolores. Pode tratá-las com medicamentos tópicos ou um médico pode congelá-las ou queimá-las. Técnicas de remoção mais avançadas incluem cirurgia, lasers e produtos químicos.

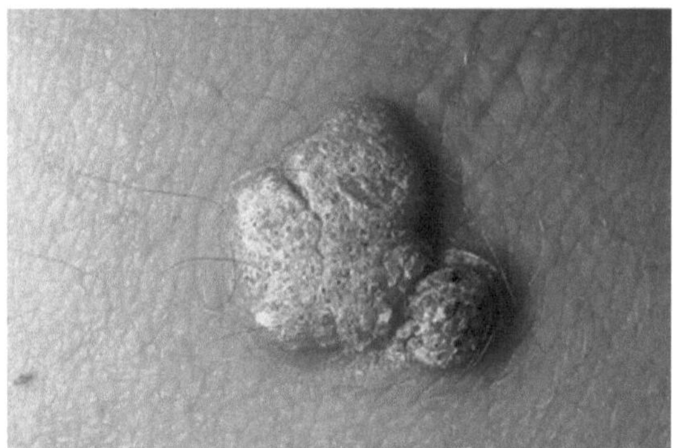

Figura 72: Verrugas

Queratoses seborreicas:

As queratoses seborreicas são crescimentos não cancerosos que aparecem frequentemente à medida que envelhecemos.

Podem aparecer em muitas zonas da pele, isoladamente ou em grupos. Podem ser escuras ou multicolores e, normalmente, têm uma superfície granulosa, embora possam ser lisas e cerosas. Não é necessário tratá-las, exceto se ficarem irritadas ou se não gostar do seu aspeto. É fácil confundi-las com toupeiras ou cancro da pele, mas um dermatologista sabe distinguir.

• Reduzir o stress

• Evitar materiais que risquem (por exemplo, lã) e produtos químicos, como sabões, detergentes e solventes agressivos

• Hidratar frequentemente

• Evitar mudanças bruscas de temperatura ou humidade

• Evitar situações que provoquem transpiração e sobreaquecimento

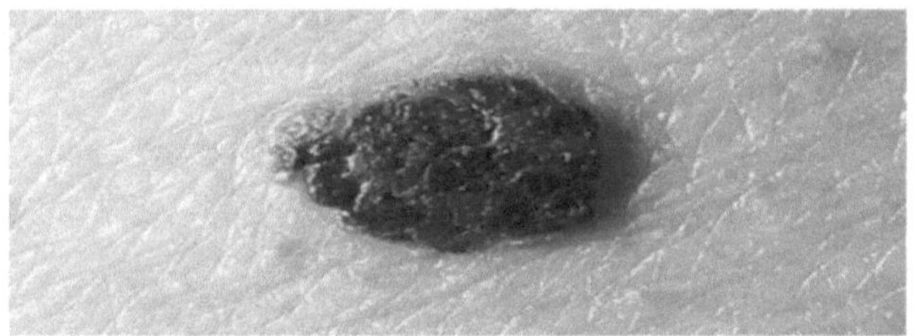

O granuloma anular e a sua pele:

O granuloma anular é uma doença crónica da pele que consiste numa erupção cutânea de forma circular com inchaços avermelhados (pápulas).

Na maioria das vezes, a doença afecta crianças e jovens adultos. O granuloma anular é ligeiramente mais frequente nas raparigas e, normalmente, é observado em pessoas que são saudáveis.

Quais são as causas do granuloma anular?

A causa do granuloma anular é desconhecida.

Quais são os sintomas do granuloma anular?

As pessoas que têm granuloma anular notam normalmente um anel de pequenas protuberâncias firmes nas costas dos antebraços, mãos ou pés. Nalguns casos, pode ser observado mais do que um anel. A erupção cutânea pode provocar uma ligeira comichão.

Erupções cutâneas comuns:

Pitiríase rósea e a sua pele:

A pitiríase rosácea é uma erupção cutânea comum que normalmente é ligeira. A doença começa frequentemente com uma mancha grande, escamosa e cor-de-rosa no peito ou nas costas. A mancha é normalmente seguida por outras manchas cor-de-rosa. Há comichão e vermelhidão ou inflamação da pele. O número e o tamanho das manchas podem variar.

Quais são as causas da pitiríase rósea?

A causa da pitiríase rósea não é conhecida. No entanto, existem evidências que sugerem que a pitiríase rósea pode ser causada por um vírus porque a erupção cutânea assemelha-se a certas doenças virais. A erupção cutânea não parece propagar-se de pessoa para pessoa.

Quais são os sintomas da pitiríase rósea?

O principal sintoma da pitiríase rosácea é uma área de pele grande, escamosa e cor-de-rosa, seguida de outras lesões cutâneas. As manchas provocam comichão e pode haver vermelhidão ou inflamação da pele. A pitiríase rósea afecta as costas, o pescoço, o peito, o abdómen, a parte superior dos braços e as pernas, mas a erupção cutânea pode variar de pessoa para pessoa.

Como é diagnosticada a pitiríase rósea?

Normalmente, o médico pode diagnosticar a pitiríase apenas olhando para ela. Ele ou ela pode pedir exames de sangue, raspar a pele ou fazer uma biópsia para descartar outras condições da pele. **Como é tratada a pitiríase rósea?**

O tratamento pode não ser necessário em casos ligeiros de pitiríase, e mesmo os casos mais graves podem desaparecer sem tratamento. Os anti-histamínicos orais (por exemplo, Benadryl ou difenidramina) podem ajudar a aliviar a comichão.

As feridas podem sarar mais rapidamente com alguma exposição à luz solar ou à luz ultravioleta. No entanto, deve evitar-se uma exposição excessiva ao sol. Na maioria dos casos, a pitiríase desaparece num prazo de seis a 12 semanas.

Saber qual o tipo de psoríase que tem ajuda-o a si e ao seu médico a elaborar um plano de tratamento. A maioria das pessoas tem apenas um tipo de cada vez. Por vezes, depois de os sintomas desaparecerem, surge uma nova forma de psoríase em resposta a um estímulo.

Eis como identificar os 7 tipos de psoríase.

Psoríase em placas:

Este é o tipo mais comum. Cerca de 8 em cada 10 pessoas com psoríase têm este tipo. Poderá ouvir o seu médico chamar-lhe "psoríase vulgar".

A psoríase em placas provoca uma pele elevada, inflamada e vermelha, coberta por escamas brancas e prateadas. Estas manchas podem provocar comichão e ardor. Pode aparecer em qualquer parte do corpo, mas surge frequentemente nestas áreas:

• Cotovelos

- Joelhos

- Couro cabeludo

- Lombar

Psoríase gutata:

Este tipo começa frequentemente em crianças ou jovens adultos. Ocorre em menos de 2% dos casos.

A psoríase gutata provoca pequenas manchas vermelho-rosadas na pele. Aparecem frequentemente na sua..:

- Baú

- Braços superiores

- Coxas

- Couro cabeludo

Os gatilhos incluem:

- Infeção respiratória superior, como faringite estreptocócica ou amigdalite

- Stress

- Lesões cutâneas

- Alguns medicamentos como os beta-bloqueadores

Este tipo de psoríase pode desaparecer em poucas semanas, mesmo sem tratamento. Alguns casos, no entanto, são mais persistentes e requerem tratamento.

Psoríase inversa:

Este tipo aparece como áreas que são vermelho vivo, lisas e brilhantes, mas não têm escamas. É normalmente encontrado nestes locais:

- Axilas

- Virilha

- Debaixo dos seios

- Dobras cutâneas à volta dos órgãos genitais e das nádegas

A psoríase inversa pode agravar-se com a transpiração e a fricção. Uma acumulação de leveduras pode desencadear a psoríase.

Psoríase pustulosa:

Este tipo de psoríase é pouco frequente e aparece sobretudo em adultos. Provoca inchaços cheios de pus (pústulas) rodeados por pele vermelha. Estas podem parecer infecciosas, mas não o são.

Este tipo pode aparecer numa só área do corpo, como as mãos e os pés. Por vezes, cobre a maior parte do corpo, o que se designa por psoríase pustulosa "generalizada". Quando isto acontece, pode ser muito grave, pelo que deve procurar assistência médica imediata.

A psoríase pustulosa generalizada pode causar:

- Febre

- Arrepios

- Náuseas

- Ritmo cardíaco acelerado

- Fraqueza muscular

Os gatilhos incluem:

• Medicamentos tópicos (pomadas que se colocam na pele) ou medicamentos sistémicos (medicamentos que tratam todo o corpo), especialmente esteróides

• Parar subitamente os medicamentos sistémicos ou esteróides tópicos fortes que utilizou numa grande área do seu corpo

• Receber demasiada luz ultravioleta (UV) sem usar protetor solar

• Gravidez

• Infeção

Stress

Exposição a determinados produtos químicos

Psoríase eritrodérmica:

Este tipo é o menos comum, mas é muito grave. Afecta a maior parte do corpo e provoca uma pele inflamada e espalhada que parece queimada. Também pode ter:

- Comichão intensa, ardor ou descamação
- Um ritmo cardíaco mais rápido
- Alterações da temperatura corporal

Se tiver estes sintomas, consulte imediatamente o seu médico. Poderá ter de ser tratado num hospital. Este tipo de psoríase pode causar doenças graves devido à perda de proteínas e líquidos. Também pode desenvolver uma infeção, pneumonia ou insuficiência cardíaca congestiva.

Os gatilhos incluem:

- Parar subitamente o tratamento da psoríase sistémica
- Uma reação alérgica a um medicamento
- Queimaduras solares graves
- Infeção
- Medicamentos como o lítio, medicamentos anti-maláricos, cortisona ou produtos fortes de alcatrão de hulha

A psoríase eritrodérmica também pode ocorrer se a psoríase for difícil de controlar.

Psoríase das unhas:

Até metade das pessoas com psoríase têm alterações nas unhas. Isto é ainda mais comum em pessoas que sofrem de artrite psoriática, que afecta as articulações.

Os sintomas comuns incluem:

- Pitting das unhas
- Unhas sensíveis e dolorosas

- Separação da unha do leito ungueal

- Alterações de cor (amarelo-castanho)

- Material semelhante a giz debaixo das unhas

É também mais provável que também tenha uma infeção fúngica.

Artrite psoriática:

Trata-se de uma doença em que a pessoa tem psoríase e artrite (inflamação das articulações). Em 70% dos casos, as pessoas têm psoríase durante cerca de 10 anos antes de desenvolverem artrite psoriática. Cerca de 90% das pessoas com psoríase também apresentam alterações nas unhas. Os sintomas mais comuns são:

- Articulações dolorosas e rígidas que pioram de manhã e após o repouso

- Inchaço dos dedos das mãos e dos pés em forma de salsicha

- Juntas quentes que podem estar descoloridas

Se tiver uma erupção súbita de pequenos inchaços brancos ou amarelos ou bolhas na pele que ficou dorida e vermelha, pode ter psoríase pustulosa.

Psoríase pustulosa

Observe os inchaços claramente definidos e elevados na pele que estão cheios de pus (pústulas). A pele por baixo e à volta destes inchaços é vermelha.

Trata-se de uma doença de pele muito rara, conhecida pelas bolhas cheias de pus que pontilham a pele. Pode aparecer sem aviso prévio e afecta os homens com a mesma frequência que as mulheres. As outras pessoas não podem apanhar a doença de si. É um tipo de psoríase, uma doença de pele marcada por pele vermelha escamosa que pode causar comichão e dor.

Por vezes, a psoríase pustulosa pode causar bolhas cheias de pus que cobrem grandes porções do corpo. Outras vezes, as bolhas aparecem apenas em determinadas partes do corpo. Muitas vezes, a doença pode ser dolorosa, mas algumas pessoas têm apenas sintomas cutâneos sem dor.

Tipos de psoríase pustulosa:

No início, a doença pode imitar a psoríase normal: terá manchas de pele vermelha com escamas elevadas que provocam comichão ou ardor. Quando aparecem as bolhas, a doença passa a ser conhecida como psoríase pustulosa.

Algumas crises de psoríase pustulosa são súbitas e graves (agudas), enquanto outras afectam as pessoas várias vezes ao longo de meses ou anos (crónicas). Há ainda mais pessoas que têm sintomas que se situam entre estes dois extremos.

Existem vários tipos da doença. Pode saber qual o seu tipo com base nos seus sintomas e nas áreas da pele que estão cobertas de bolhas.

Psoríase Zumbuschpustular

Esta é a forma mais grave da doença. As suas erupções são súbitas. Aparecem do nada e podem cobrir grandes áreas do corpo com pele vermelha e dolorosa e bolhas cheias de pus num dia ou dois.

Quando se tem este tipo, também se tem febre e arrepios, e sente-se cansado e com comichão. Também pode ter dores nas articulações e náuseas. Este tipo de psoríase pustulosa pode ameaçar a sua vida, por isso consulte o seu médico imediatamente. Os médicos enviam frequentemente os seus doentes para o hospital para tratamento. As pessoas mais velhas tendem a ter casos mais graves.

Psoríase pustulosa anular (em forma de anel)

Esta é uma forma mais ligeira da doença. Pode não ter outros sintomas para além das bolhas na pele, mas a doença pode voltar depois de melhorar. As bolhas aparecem como anéis elevados e cheios de pus no tronco, braços e pernas. O centro dos anéis cicatriza antes das bordas.

Psoríase pustulosa

A psoríase pustulosa é rara nas crianças, mas quando a têm, é mais provável que tenham este tipo. O stress emocional tende a causar crises em poucas horas. Este tipo de psoríase é mais facilmente tratado com cremes ou pomadas esteróides.

Psoríase palmo-plantar-pustulosa

Se tiver bolhas cheias de pus nas palmas das mãos e nas plantas dos pés, é provável que tenha esta forma da doença. Pode voltar várias vezes ao longo de meses ou anos. É mais comum nas mulheres do que nos homens. Por vezes, provoca a inflamação das articulações ou dos ossos.

Acropustulose

Esta forma rara da doença provoca a formação de bolhas cheias de pus nas pontas dos dedos das mãos e dos pés, frequentemente por baixo das unhas. É mais provável que afecte os dedos das mãos do que dos pés, e acontece frequentemente depois de uma lesão. As bolhas podem fazer com que as unhas fiquem deformadas ou caiam. Em casos graves, os ossos dos dedos das mãos ou dos pés podem mudar de forma ou ficar deformados.

Se tiver uma erupção súbita de pequenos inchaços brancos ou amarelos ou bolhas na pele que ficou dorida e vermelha, pode ter psoríase pustulosa.

Psoríase pustulosa

Observe os inchaços claramente definidos e elevados na pele que estão cheios de pus (pústulas). A pele por baixo e à volta destes inchaços é vermelha.

Trata-se de uma doença de pele muito rara, conhecida pelas bolhas cheias de pus que pontilham a pele. Pode aparecer sem aviso prévio e afecta os homens com a mesma frequência que as mulheres. As outras pessoas não podem apanhar a doença de si. É um tipo de psoríase, uma doença de pele marcada por pele vermelha escamosa que pode causar comichão e dor.

Por vezes, a psoríase pustulosa pode causar bolhas cheias de pus que cobrem grandes porções do corpo. Outras vezes, as bolhas aparecem apenas em determinadas partes do corpo. Muitas vezes, a doença pode ser dolorosa, mas algumas pessoas têm apenas sintomas cutâneos sem dor.

As alterações comuns das unhas incluem:

- Unhas rachadas, descascadas ou quebradiças. Estes são problemas comuns que se desenvolvem quando as mãos são frequentemente expostas à água, sabonetes fortes e outros produtos químicos. Pode ser possível prevenir alguns destes problemas se usar loção e evitar colocar as mãos repetidamente na água.

• Mudanças de cor.

o Pequenas marcas brancas (leuconíquia) aparecem frequentemente após ferimentos ligeiros. Podem durar semanas ou meses e normalmente desaparecem por si próprias.

o É comum as unhas ficarem pretas depois de uma lesão. A cor preta ou púrpura preta é causada pelo sangue sob a unha e desaparece à medida que a lesão cicatriza.

Uma descoloração preta, castanha ou roxa debaixo de uma unha que não tenha sido ferida pode ser causada por melanoma.

• Alterações na forma ou na textura das unhas, que podem ocorrer por uma variedade de razões. Algumas alterações nas unhas, como a formação de sulcos, são normais com o envelhecimento. Unhas grossas, quebradiças ou escuras são mais comuns em adultos mais velhos que têm má circulação.

• Unhas encravadas, que são frequentemente causadas por um corte incorreto, sapatos apertados ou hereditariedade. As unhas podem crescer para dentro da pele circundante, causando dor, inchaço e infeção. Em casos raros, pode desenvolver-se um abcesso debaixo da unha (abcesso subungueal).

• Separação do leito ungueal. Quando a unha se separa do seu leito ungueal, seja qual for a razão, não volta a fixar-se. As unhas voltam a crescer lentamente. Demora cerca de 6 meses para as unhas das mãos e até 18 meses para as unhas dos pés voltarem a crescer ligadas ao leito ungueal.

• Infeção e reacções alérgicas. Estes são problemas comuns causados pelas unhas artificiais.

• Infecções fúngicas das unhas, cujo aspeto pode variar consoante o tipo de fungo que infecta a unha ou a localização da infeção. Não é invulgar que as infecções fúngicas das unhas se sigam a infecções do pé de atleta. Para mais informações, consulte o tópico Infecções fúngicas das unhas.

Os problemas das unhas também podem ser causados por:

• Uma lesão numa unha.

• Unhas encravadas, que podem levar a uma pequena infeção junto às unhas (paroníquia), fazendo com que a pele à volta das unhas fique inchada e sensível.

• Roer as unhas, o que pode levar a que as pontas dos dedos fiquem vermelhas e doridas e as cutículas sangrem. Roer as unhas também aumenta a probabilidade de infecções bacterianas à volta dos leitos das unhas e na boca.

• Efeitos secundários de medicamentos, como a quimioterapia e os medicamentos antimaláricos.

• Doenças da pele, como a psoríase e o eczema.

• Crescimentos da pele, como verrugas, quistos e sinais.

• Outras doenças, como a doença de Addison, a doença arterial periférica e a infeção pelo VIH.

PROBLEMAS E LESÕES NAS UNHAS:

Os pequenos problemas das unhas das mãos e dos pés são comuns. Quase toda a gente já ficou com uma unha presa em alguma coisa, fazendo com que se rasgasse, ou já esmagou um dedo numa porta, deixando sangue debaixo da unha. Estes tipos de lesões podem ser bastante dolorosos, mas geralmente não são graves. Muitas vezes, é possível aliviar a dor e prevenir a infeção de problemas menores nas unhas em casa.

Normalmente, as unhas crescem cerca de um décimo de milímetro por dia. As unhas dos pés crescem a cerca de metade ou um terço do ritmo das unhas das mãos. O envelhecimento e as doenças que diminuem o fluxo sanguíneo nas mãos e nos pés podem atrasar o crescimento das unhas.

O que as suas unhas dizem sobre a sua saúde

As unhas e a saúde: Ler os sinais

Sabia que as suas unhas podem revelar pistas sobre a sua saúde geral? Um toque de branco aqui, um tom rosado ali, ou algumas ondulações ou inchaços podem ser um sinal de doença no corpo. Problemas no fígado, nos pulmões e no coração podem aparecer nas suas unhas. Continue a ler para saber quais os segredos que as suas unhas podem revelar.

Unhas Pálidas:

As unhas muito pálidas podem, por vezes, ser um sinal de doença grave, como por exemplo:

- Anemia

- Insuficiência cardíaca congestiva

• Doença hepática

• Malnutrição

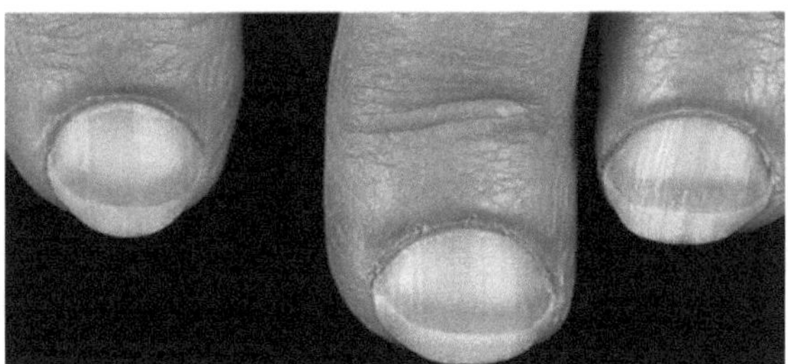

Figura 74: Unhas Pálidas

Unhas brancas:

Se as unhas forem maioritariamente brancas com bordos mais escuros, isso pode indicar problemas de fígado, como a hepatite. Nesta imagem, pode ver-se que os dedos estão também com iterícia, outro sinal de problemas de fígado.

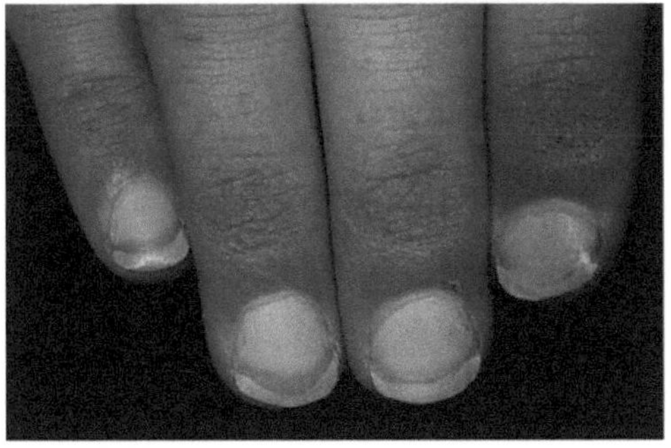

Unhas amarelas:

Uma das causas mais comuns de unhas amarelas é uma infeção fúngica. À medida que a infeção se agrava, o leito ungueal pode retrair-se e as unhas podem engrossar e desfazer-se. Em casos raros, as unhas amarelas podem indicar uma doença mais grave, como uma doença grave da tiroide, doença pulmonar, diabetes ou psoríase.

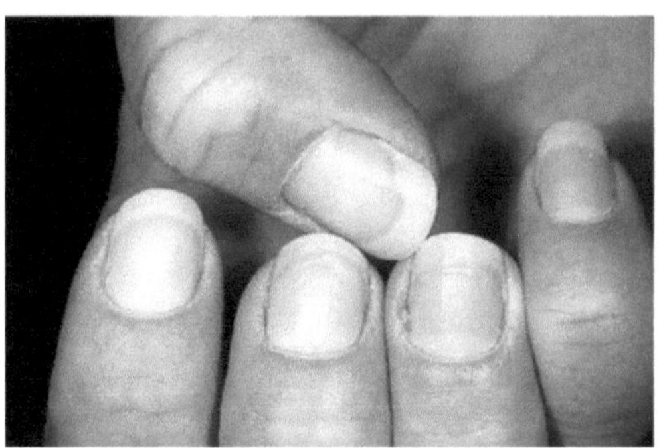

Figura 76: Pregos amarelos

Unhas azuladas:

As unhas com uma tonalidade azulada podem significar que o corpo não está a receber oxigénio suficiente. Isto pode indicar um problema pulmonar, como o enfisema. Alguns problemas cardíacos podem estar associados a unhas azuladas.

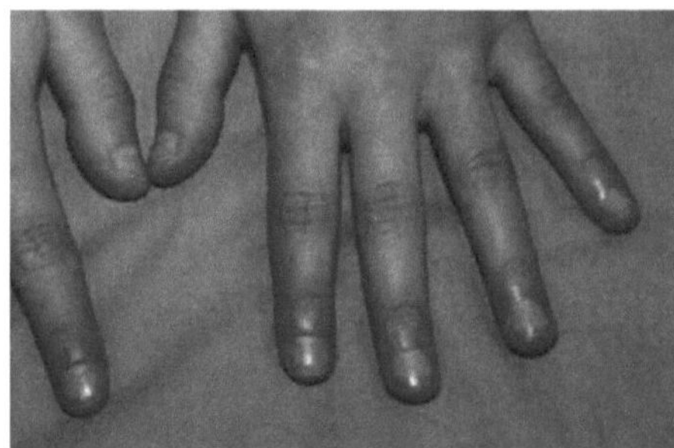

Figura 77: Unhas azuladas

Unhas onduladas:

Se a superfície da unha estiver ondulada ou esburacada, isto pode ser um sinal precoce de psoríase ou artrite inflamatória. A descoloração da unha é comum; a pele por baixo da unha pode parecer castanha-avermelhada.

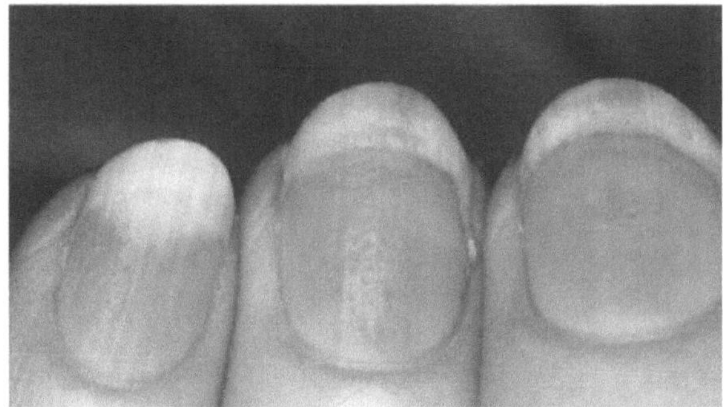

Figura 78: Pregos ondulados

Unhas rachadas ou fendidas:

Unhas secas e quebradiças que frequentemente racham ou se partem têm sido associadas a doenças da tiroide. Rachaduras ou fissuras combinadas com uma tonalidade amarelada são mais provavelmente devidas a uma infeção fúngica.

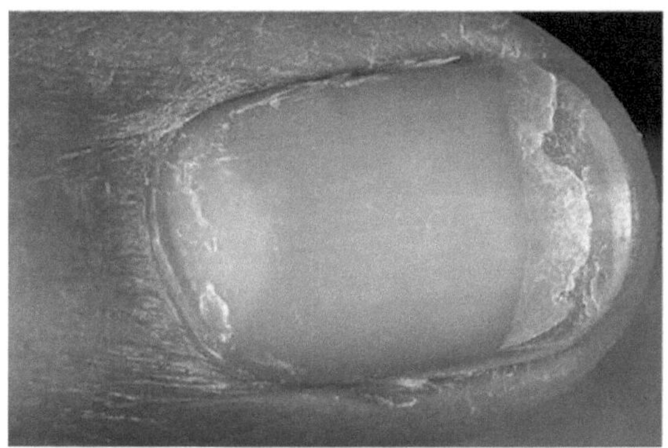

Figura 79: Pregos fendidos ou rachados

Dobra da unha inchada:

Se a pele à volta da unha parecer vermelha e inchada, isto é conhecido como inflamação da prega ungueal. Pode ser o resultado de lúpus ou de outra doença do tecido conjuntivo. A infeção também pode causar vermelhidão e inflamação da prega ungueal.

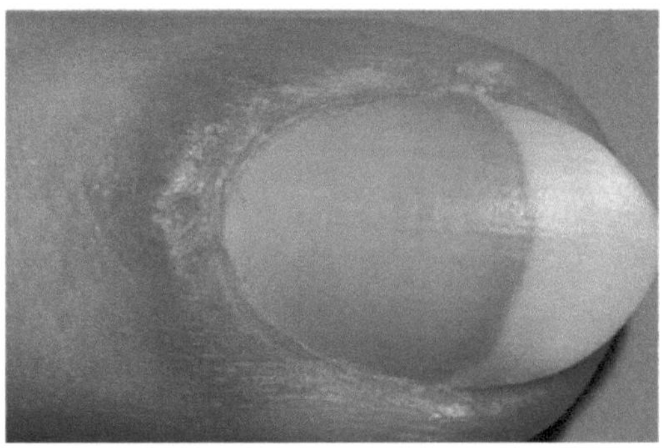

Figura 80: Dobra da unha postiça

Linhas escuras por baixo da unha:

As linhas escuras por baixo da unha devem ser investigadas o mais rapidamente possível. Por vezes, são causadas por melanoma, o tipo mais perigoso de cancro da pele.

Unhas roídas:

Roer as unhas pode não ser mais do que um hábito antigo, mas em alguns casos é um sinal de ansiedade persistente que pode beneficiar de tratamento. Roer ou arrancar as unhas também tem sido associado à perturbação obsessivo-compulsiva. Se não consegue parar, vale a pena falar com o seu médico.

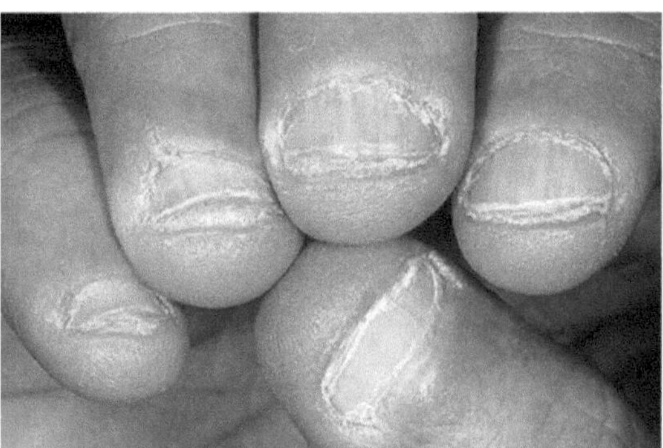

Figura 81: Unhas roídas

As unhas são apenas uma parte do puzzle:

Embora as alterações nas unhas acompanhem muitas doenças, estas alterações raramente são o primeiro sinal. E muitas anomalias nas unhas são inofensivas - nem toda a gente com unhas brancas tem hepatite. Se está preocupado com o aspeto das suas unhas, consulte um dermatologista.

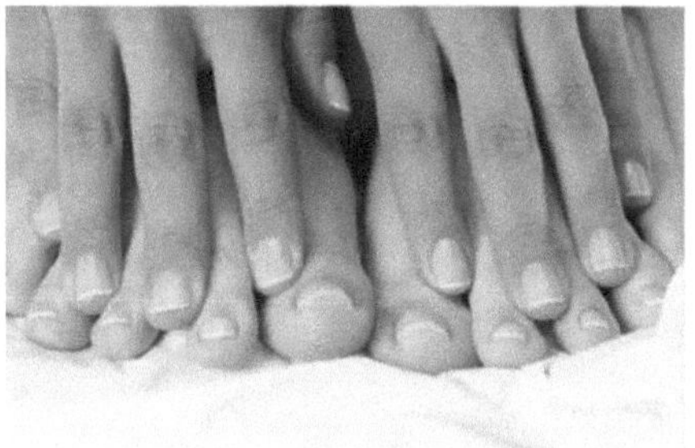

Figura 82

Cuidados de pele e cabelo DIY para raparigas:

Zit de Monstro:

Problema: Faltam horas para o grande baile e tens um vulcão em erupção no teu nariz.

Solução: Não espremer! Espremer uma borbulha só a vai tornar mais evidente. Lave com um produto de limpeza suave e utilize um creme à base de peróxido de benzoílo ou ácido salicílico. Aplique uma camada ligeira de cobertura "não-comedogénica", sem óleo, que não obstrua os poros e não provoque mais erupções.

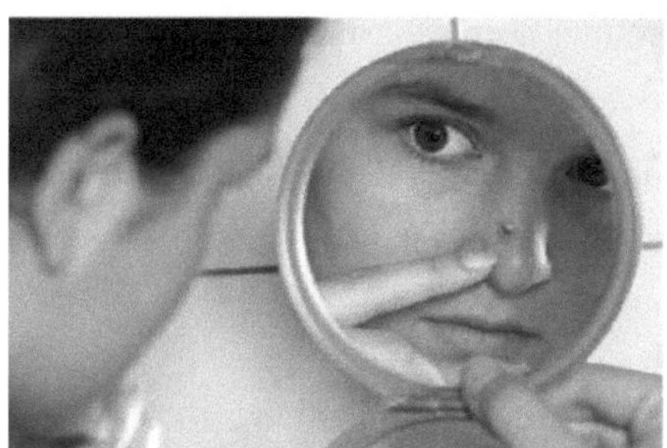

Figura 83: Espinha de Monstro

Pele a descascar:

Problema: Queria bronzear-se, mas em vez disso queimou-se. Agora a sua pele está vermelha e a descamar.

Solução: Um hidratante que contenha aloé pode ajudar a aliviar a dor e a tornar a descamação da pele menos visível. A descamação dura geralmente alguns dias, à medida que o corpo elimina a pele danificada. Para a saúde da sua pele e para evitar queimaduras, use um protetor solar de largo espetro (com um FPS de pelo menos 30) quando sair à rua e não se esqueça de o reaplicar de duas em duas horas enquanto estiver ao sol.

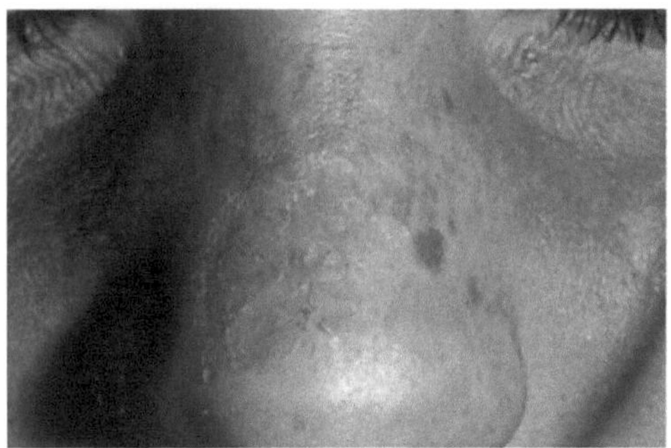

Figura 84: Pele a descascar

Braços peludos:

Problema: Os teus braços parecem o tapete de peles da tua mãe!

Solução: Primeiro, pergunta à tua mãe ou à tua tia se tens mesmo demasiados pêlos nos braços. Os adolescentes podem ficar obcecados com características do corpo que os outros consideram bastante normais. Se ainda quiser tomar medidas, experimente um depilatório, que remove os pêlos com produtos químicos. Pergunte ao seu médico qual o melhor tipo para si. Use um hidratante depois para evitar irritações. Não depile os pêlos dos braços - eles crescerão com espinhas.

Cara de sardas:

Problema: As sardas no nariz dão-lhe um ar tão giro - tal como uma criança.

Solução: Para evitar novas sardas (e mais escuras!), use sempre protetor solar. Para uma correção rápida e fácil, experimente um corretor. As sardas devem desaparecer à medida que envelhece. Se as sardas a incomodarem realmente, opte por cremes faciais com branqueadores naturais, como a amora ou a vitamina C. A melhor aposta? Abraçar a sua beleza.

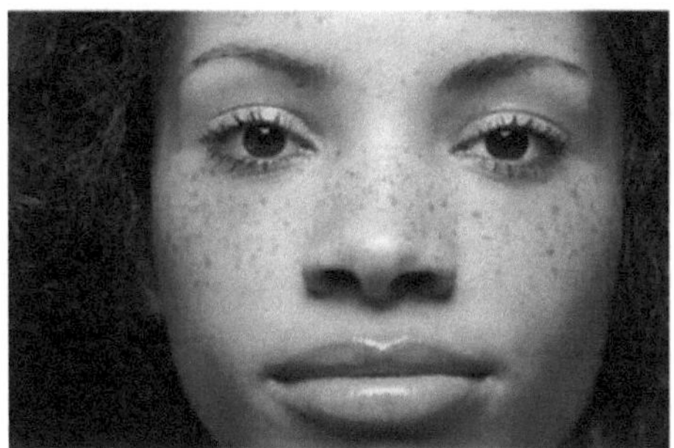

Figura 85: Rosto com sardas

Cabelo frisado:

Problema: A humidade aumenta e parece que enfiou o dedo numa tomada eléctrica.

Solução: Se não gostar do aspeto, pode domar os frisados com um champô e condicionador hidratantes. Antes de pentear, aplique um sérum ou creme anti-frizz no cabelo molhado. Utilize uma escova com óleos naturais nas cerdas - as escovas de cabeça de javali funcionam bem. Para uma suavidade e brilho extra, massaje algumas gotas de vitamina E no seu couro cabeludo uma vez por semana.

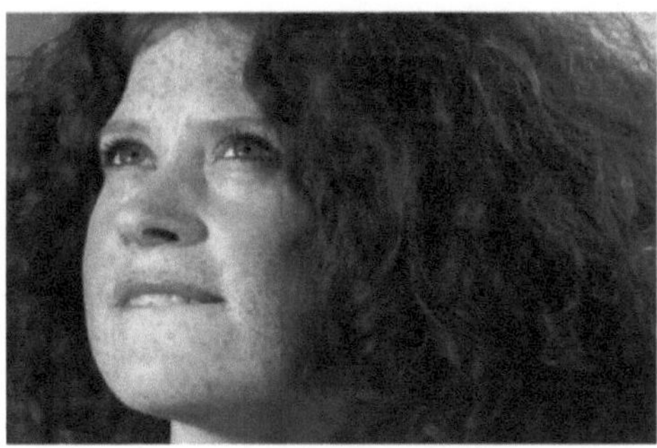

Figura 86: Cabelo frisado

Pele manchada:

Problema: É dia de tirar fotografias e a tua cara vermelha e manchada não está nem perto de estar pronta para a fotografia!

Solução: Pode suavizar o tom de pele irregular com um corretor não comedogénico. Ou, para um toque mais leve, experimente um hidratante com cor. Se tiver uma erupção cutânea que não desaparece, consulte um dermatologista. Poderá ter eczema ou uma reação alérgica ao seu detergente, champô ou hidratante. Poderá precisar de um creme medicamentoso para a limpar.

Lábios gretados:

Problema: Ele vai dar o primeiro grande beijo quando os seus lábios secos e gretados o detêm.

Solução: Não lamber os lábios. Em vez de os hidratar, isso vai secá-los ainda mais. Beba oito copos de água por dia para manter todo o seu corpo hidratado. Proteja o seu bem mais beijável com uma camada de bálsamo labial sem perfume que contenha protetor solar e ingredientes ricos em humidade, como cera de abelha, lanolina ou petrolato. Não partilhe o bálsamo labial, uma vez que é uma boa forma de espalhar vírus de herpes labial e outros.

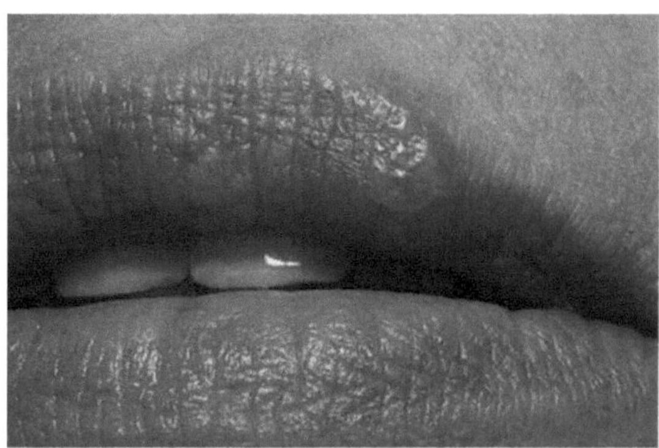

Figura 87: Lábios gretados

Frieiras:

Problema: O teu amigo inclina-se e pergunta: "O que é isso no teu lábio?" Ficas horrorizado.

Solução: Esse inchaço vermelho e com bolhas no lábio é uma afta, causada pelo vírus herpes simplex 1. Deve desaparecer por si só em cerca de uma semana. Para aliviar a dor e o ardor, experimente fazer uma compressa fria ou colocar gelo. Use bálsamo labial para manter a área macia e evitar rachaduras. Não beije ninguém - o herpes labial é contagioso. Pode obter medicação anti-viral sob a forma de pomada ou comprimido.

Unibrow:

Problema: Sente-se como se tivesse uma grande lagarta peluda presa no meio da cara.

Solução: Arrancar é uma forma fácil e precisa de se livrar das sobrancelhas demasiado grandes. Limpe primeiro a área com álcool. Utilize pinças afiadas e inclinadas para apanhar os pêlos sem beliscar a pele. Siga a linha natural da sua sobrancelha. Esfolie para se livrar de quaisquer pêlos encravados na sobrancelha.

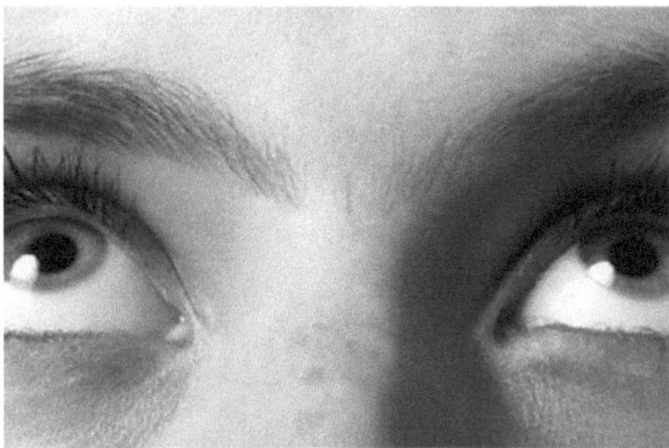

Figura 88: Unibrow

Pele oleosa:

Problema: A sua pele está tão brilhante que parece que a cobriu com óleo de bebé.

Solução: Não esfregue a sua pele - isso só vai levar a mais produção de óleo e a mais erupções. Lave com um produto de limpeza suave todos os dias e esfolie duas vezes por semana. Para controlar a oleosidade, utilize um hidratante sem óleo e maquilhagem à base de água rotulada como "não comedogénica", o que significa que não obstrui os poros. Pode utilizar papel absorvente para eliminar o excesso de oleosidade da pele.

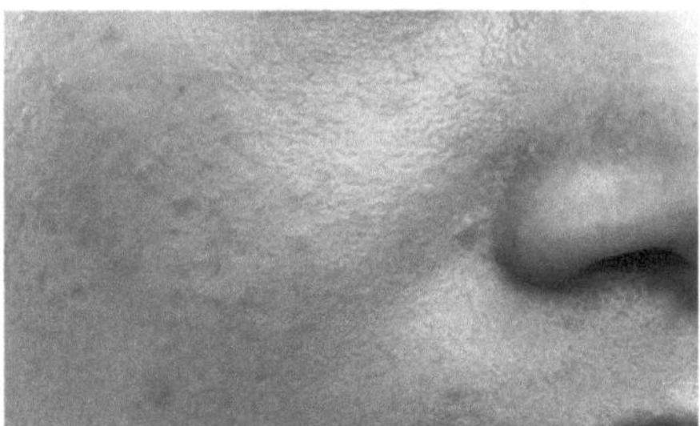

Figura 89: Pele oleosa

Pés rachados e feios:

Problema: Estamos na época das sandálias, mas ainda usa ténis. Não quer que ninguém veja os seus calcanhares secos e gretados.

Solução: O seu creme hidratante para as mãos pode não ser suficiente para curar os pés escamosos. Experimente este tratamento noturno: Antes de se deitar, unte os pés com um creme espesso que contenha glicerina. Calce meias de algodão e deixe o creme nos pés enquanto dorme. Pode procurar um tratamento mais forte através de um dermatologista.

Pele seca:

Problema: A sua pele, outrora saudável e brilhante, está agora áspera, escamosa e com comichão.

Solução: Diminuir o calor! A água quente pode roubar à sua pele os óleos essenciais que a mantêm hidratada. Tome duches curtos. Utilize um produto de limpeza suave, sem perfume e não esfregue. Depois do duche, aplique uma pomada ou creme hidratante que contenha ureia ou ácido lático, o que ajudará a sua pele a reter a água e a manter-se hidratada.

Pernas peludas:

Problema: Faz a barba e, no dia seguinte, os pêlos grossos e escuros voltam a aparecer!

Solução: Para manter os pêlos afastados durante mais tempo, experimente a depilação com cera. Dói um pouco e pode irritar a pele, mas dura até seis semanas. Tenha cuidado: A cera quente pode causar queimaduras se não for utilizada corretamente. Tem de deixar crescer o pelo pelo menos um quarto de polegada antes de depilar, por isso prepare-se para usar calças de ganga. Experimente cera à temperatura ambiente.

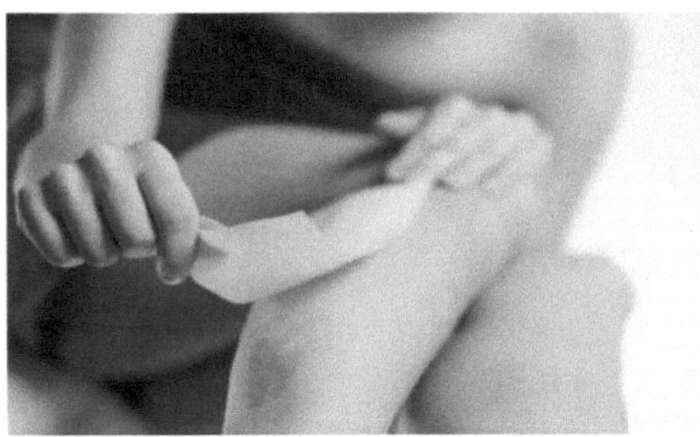

Figura 90: Pernas peludas

As fossas!

Problema: Não podes levantar a mão na aula porque toda a gente vai ver as feias manchas molhadas debaixo dos teus braços!

Solução: Um antitranspirante irá obstruir as suas condutas de suor e impedir alguma dessa humidade embaraçosa. Escolha um produto que inclua desodorizante para evitar que o seu suor também cheire mal. Aplique-o de manhã, depois de tomar banho e de a pele estar seca. Mas lembre-se, a transpiração é uma função importante do corpo para o ajudar a refrescar-se quando está quente.

Verrugas:

Problema: Quer usar luvas - em julho - para tapar aquela verruga feia no seu dedo.

Solução: As verrugas podem não ser atraentes, mas também não são perigosas. E a maioria desaparece com o tempo. Se não tiver muita paciência, existem tratamentos de venda livre. Procure produtos que contenham ácido salicílico como ingrediente ativo e não se esqueça de seguir as instruções cuidadosamente. Proteja a pele à volta da verruga com vaselina.

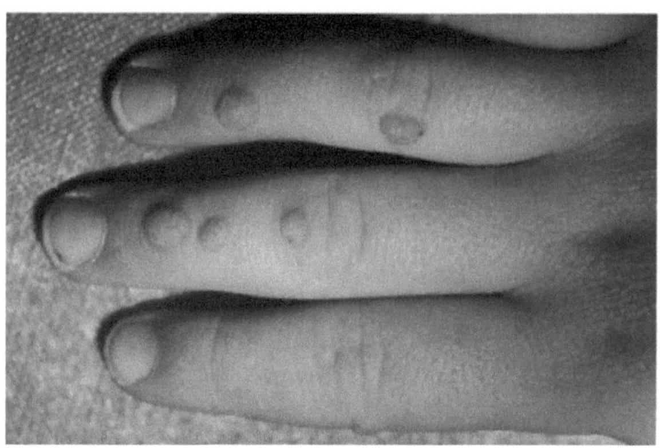

Figura 91: Verrugas

Caspa:

Problema: Não podes usar preto. Dá nas vistas os embaraçosos flocos brancos nos ombros.

Solução: Para controlar a caspa, mude para um champô com ingredientes como sulfureto de selénio, alcatrão ou piritiona de zinco. Deixe o champô atuar durante 5 minutos para lhe dar tempo de atuar. Pode ser necessário usá-lo duas ou três vezes por semana até que a caspa desapareça. Consulte o seu médico se isto não resultar.

Pontas espigadas:

Problema: Passa o dia a mexer nelas, mas as pontas espigadas continuam a não desaparecer.

Solução: Ir diretamente à raiz das pontas espigadas: o excesso de penteados. Mantenha o secador a pelo menos 15 cm de distância da sua cabeça e desligue-o quando o cabelo estiver seco. E tente não secar o cabelo com o secador todos os dias. Evite tratamentos de descoloração e alisamento, que podem danificar o cabelo. Utilize um bom amaciador para manter o seu cabelo hidratado. Para se livrar das pontas espigadas, não as puxe - corte o cabelo.

Cabelo oleoso:

Problema: O seu cabelo é tão oleoso que parece molhado quando está seco.

Solução: Lave o seu cabelo todos os dias para remover o excesso de oleosidade, mas proteja-o dos danos utilizando um champô suave e um amaciador leve. Não escove demasiado o cabelo - isso irá libertar mais óleo do seu couro cabeludo. Não use muito gel e outros produtos para pentear o cabelo, que o deixam ainda mais pesado.

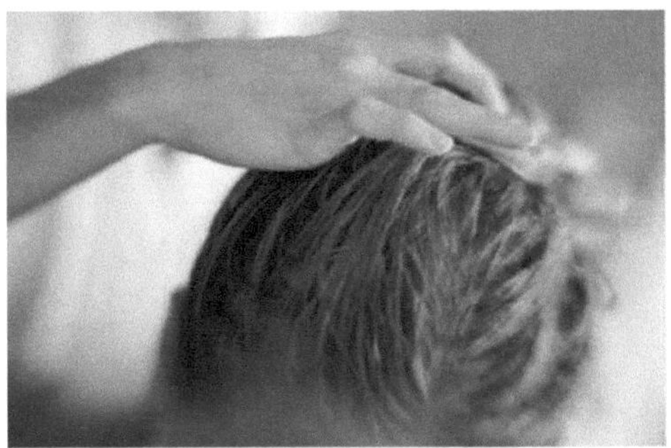

Figura 92: Cabelo oleoso

Moles faciais:

Problema: Qualquer pessoa que olhe para si irá certamente reparar nas toupeiras do seu rosto.

Solução: A maioria das pessoas tem entre 10 e 40 pintas. Até celebridades como Jessica Simpson e Angelina Jolie têm pintas. As toupeiras são perfeitamente normais, mas podem tornar-se cancerosas, por isso é preciso estar atento para que a sua não cresça ou mude de cor. Se a sua verruga o incomoda realmente, um dermatologista pode removê-la.

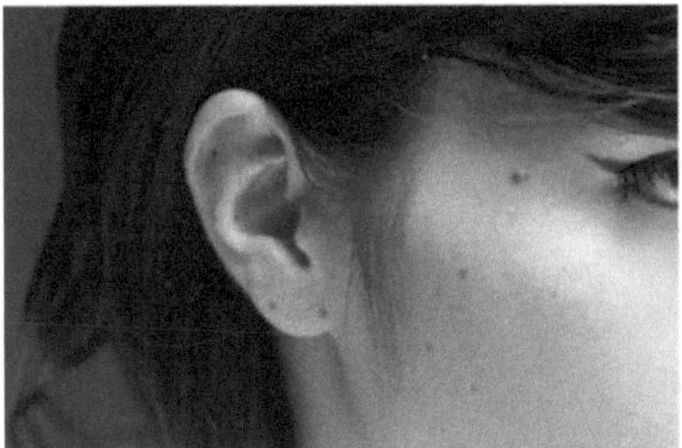

Figura 93: Moles faciais

Soluções de beleza DIY:

Não tem dinheiro para comprar produtos de beleza caros? Use o que tem em casa!

Esprema sumo de limão no seu cabelo e depois vá para o sol para obter um efeito de clareamento natural. Misture 2 colheres de sopa de mel com 1/2 chávena de aveia em flocos e 1/4 de chávena de iogurte natural para fazer um esfoliante natural para a pele. Para hidratar os cotovelos e joelhos secos, mergulhe numa lata de gordura vegetal utilizada para cozinhar e esfregue-a nas zonas secas.

Referência:

1. https://www.psoriasis.org/about-psoriasis/treatments/topicals/non-steroid

2. http://www.psoriasis.org/about-psoriasis/treatments/topicals

3. https://www.psoriasis.org/about-psoriasis/treatments/systemics/off-label

4. https://www.psoriasis.org/sites/default/files/treatment_comparison_chart_1.pdf

5. http://www.psoriasis.org/about-psoriasis/treatments/biologics

6. https://www.psoriasis.org/about-psoriasis/treatments/biosimilars

7. http://www.psoriasis.org/about-psoriasis/treatments/oral-treatments

8. http://www.psoriasis.org/about-psoriasis/treatments/alternative

9. https://www.psoriasis.org/about-psoriasis/treatments/alternative/diet-supplements

10. http://www.psoriasis.org/life-with-psoriasis/managing-itch

11. http://www.psoriasis.org/about-psoriasis/related-conditions

12. https://www. psoriasis. org/psoriatic-arthritis

13. http://www.everydayhealth.com/psoriasis-photos/7-celebs-with-psoriasis.aspx

14. http://www.healthline.com/health-slideshow/psoriasis-famous-people

15. http://www.worldpsoriasisday.com

16. https://www.psoriasis.org/about-psoriasis/specific-locations/scalp

17. https://www.psoriasis.org/about-psoriasis/specific-locations/face

18. http://www.healthline.com/health/psoriasis

19. Lomholt G. A census study on the prevalence of skin diseases in the Faroe Islands.Cpenhagen: GEC Gad; 1963.

20. Abdel-Hafez K, Abdel-Aty MA, Hofny ERM. Prevalência de doenças de pele nas zonas rurais da província de Assiut, no Alto Egipto.Int J Dermatol. 2003;42(11):887-92.

21. Schlander M, Schwarz O, Viapiano M, Bonauer N. Administrative prevalence of

psoriasis in Germany (Prevalência administrativa da psoríase na Alemanha). Value Health. 2008; 11(6):A615-6.

22. Saraceno R, Mannheimer R, Chimenti S. Distribuição regional da psoríase em Itália. J EurAcadDermatolVenereol.2008; 22(3): 324-9.

23. Braathen LR, Botten G, Bjerkedal T. Psoriatics in Norway. Um estudo por questionário sobre o estado de saúde, o contacto com profissões paramédicas e o consumo de álcool e tabaco. ActaDermVenereolSuppl (Stockh).1989; 142:9-12.

24. Falk ES, Vandbakk O. Prevalence of psoriasis in a Norwegian Lapp population. ActaDermVenereolSuppl (Stockh).1993; 182:6-9.

25. Massa A, Alves R, Amado J, Matos E, Sanches M, Selores M et al. Prevalência de lesões cutâneas em Freixo deEspada a Cinta. ActaMédica Port. 2000; 13(5-6):247-54.

26. C Ferrándiz, X Bordas, V García-Patos, S Puig, R Pujol, A Smandía. Prevalência da psoríase em Espanha (EpidermaProject: fase I). J EurAcadDermatolVenereol. 2001; 15(1):20-3.

27. Ferrándiz C, Carrascosa JM, Toro M. Prevalência da psoríase em Espanha na era dos produtos biológicos. ActasDermosifiliogr. 2014; 105(5):504-9.

28. Perera A, Atukorale DN, Sivayogan S, Ariyaratne VS, Karunaratne LA. Prevalência de doenças de pele nos subúrbios do Sri Lanka. Ceylon Med J. 2000; 45(3): 123-8.

29. Lofvendahl S, Theander E, Svensson A, Englund M, Turkiewicz A, Petersson I. The prevalence of psoriasis and psoriatic arthritis in Sweden a health care register study. Arthritis Rheum. 2009; 60(Suppl. 10):710.

30. Lofvendahl S, Theander E, Svensson A, Englund M, Turkiewicz A, Petersson I. Prevalence of doctorordiagnosedpsoriasis and psoriatic arthritis in southern Sweden. Br J Dermatol. 2012; 167(2):e11.

31. El Fekih N, Khaled A, Kharafi M, Sellami A, Zeglaoui F, Fazaa B et al. Epidemiologia da psoríase na Tunísia. J EurAcadDermatolVenereol.2007; (Suppl.

1):41.

32. Seminara NM, Abuabara K, Shin DB, Langan SM, Kimmel SE, Margolis D et al. Validade da The Health Improvement Network (THIN) para o estudo da psoríase. Br J Dermatol. 2011; 164(3):602-9.

33. Nevitt GJ, Hutchinson PE. Psoriasis in the community: prevalence, severity and patients' beliefs and attitudes towards the disease. Br J Dermatol. 1996; 135(4):533-7.

34. Gelfand JM, Weinstein R, Porter SB, Neimann AL, Berlin JA, Margolis DJ. Prevalence and treatment of psoriasis in the United Kingdom: a population-based study (Prevalência e tratamento da psoríase no Reino Unido: um estudo de base populacional). Arch Dermatol. 2005; 141(12):1537-41.

35. Kay L, Parry-James J, Walker D. The prevalence and impact of psoriasis and psoriatic arthritis in the primary care population in North East England.Arthritis Rheum. 1999; 42(9):S299-S299.

36. Gillard SE, Finlay AY. Current management of psoriasis in the United Kingdom: patterns of prescribing and resource use in primary care. Int J ClinPract. 2005; 59(11):1260-7.

37. Simpson CR, Anderson WJA, Helms PJ, Taylor MW, Watson L, Prescott GJ et al. A coincidência de doenças imunomediadas causadas por subgrupos Th1 e Th2 sugere uma etiologia comum: um estudo de base populacional que utiliza dados informatizados de clínica geral. 2002;32(1):37-42.

38. Johnson MT, Roberts J. Skin conditions and related need for medical care among persons 1-74-year. Estados Unidos, 1971-1974.Vital Health Stat 11.1978;(212):1-72.

39. Lima XT, Minnillo R, Spencer JM, Kimball AB. Psoriasis prevalence among the 2009 AAD National Melanoma/Skin Cancer Screening Program participants. J EurAcadDermatolVenereol. 2013; 27(6):680-5.

40. Henseler T, Christophers E. Psoríase de início precoce e tardio: caraterização de dois tipos de psoríase vulgar. J Am AcadDermatol. 1985; 13(3):450-6.

41. Goff KL, Karimkhani C, Boyers LN, Weinstock MA, Lott JP, Hay RJ et al. The

global burden of psoriatic skin disease.Br J Dermatol. 2015; 172(6):1665-8.

42. Hay RJ, Johns NE, Williams HC, Bolliger IW, Dellavalle RP, Margolis DJ et al. The global burden of skin disease in 2010: an analysis of the prevalence and impact of skin conditions. J Invest Dermatol. 2014; 134(6): 1527-34.

43. Abuabara K, Azfar RS, Shin DB, Neimann AL, Troxel AB, Gelfand JM. Causespecific mortality in patients withsevere psoriasis: a population-based cohort study in the U.K. Br J Dermatol. 2010; 163(3):586-92.

44. Naldi L, Svensson A, Diepgen T, Elsner P, Grob J-J, Coenraads P-J et al. e European Dermato- Epidemiology Network. Randomized clinical trials for psoriasis 1977-2000: the EDEN survey. J Invest Dermatol. 2003; 120(5): 738-41.

45. Dubertret L, Mrowietz U, Ranki A, van de Kerkhof PC, Chimenti S Lotti T et al. European patient perspectives on the impact of psoriasis: the EUROPSO patient membership survey. Br J Dermatol. 155(4):729-36.

46. Owen CM, Chalmers RJ, O'Sullivan T, Griffiths CE. Intervenções antiestreptocócicas para a psoríase em placas gutata e crónica. Cochrane Database Syst Rev. 2000; (2):CD001976.

47. Natarajan V, Nath AK, Thappa DM, Singh R, Verma SK. Coexistência de onicomicose em unhas psoriásicas: um estudo descritivo. IndianJ DermatolVenereolLeprol. 2010; 76(6):723.

48. Augustin M, Reich K, Blome C, Schjfer I, Laass A, Radtke MA. Nail psoriasis in Germany: epidemiology and burden of disease (Psoríase das unhas na Alemanha: epidemiologia e peso da doença). Br J Dermatol. 2010; 163(3):580-5.

49. Kerr GS, Qaiyumi S, Richards J, Vahabzadeh-Monshie H, Kindred C, Whelton S et al. Psoríase e artrite psoriática em doentes afro-americanos: a necessidade de medir o peso da doença. ClinRheumatol. 2015; 34(10):1753-9.

50. Radtke MA, Reich K, Blome C, Rustenbach S, Augustin M. Prevalência e características clínicas da artrite psoriática e das queixas articulares em doentes com psoríase em 2009: resultados de um inquérito nacional alemão. J

EurAcadDermatolVenereol. 2009; 23(6):683-91.

51. Shaharyar S, Warraich H, McEvoy JW, Oni E, Ali SS, Karim A et al. Doença cardiovascular subclínica na psoríase em placas: associação ou relação causal? Atherosclerosis. 2014; 232(1):72-8.

52. Robati RM, Partovi-Kia M, Haghighatkhah HR, Younespour S, Abdollahimajd F. Increased serum leptin and resistinlevels and increased carotid intima-media wall thickness in patients with psoriasis: is psoriasis associated with atherosclerosis? J Am AcadDermatol. 2014; 71(4):642-8.

53. Ahlehoff O, Gislason GH, Jorgensen CH, Lindhardsen J, Charlot M, Olesen JB et al. Psoríase e risco de fibrilhação auricular e acidente vascular cerebral isquémico: um estudo de coorte nacional dinamarquês. Eur Heart J. 2012; 33(16):2054-64.

54. Wolk K, Mallbris L, Larsson P, Rosenblad A, Vingard E, Stahle M. Excesso de peso corporal e tabagismo associados a um risco elevado de aparecimento de psoríase em placas. ActaDermVenereol. 2009; 89(5):492-7.

55. Tasliyurt T, Bilir Y, Sahin S, Seckin HY, Kaya SU, Sivgin H et al. Disfunção erétil em doentes com psoríase: potencial impacto da síndrome metabólica. Eur Rev Med Pharmacol Sci. 2014; 18(4):581- 6.

56. Van der Voort EAM, Koehler EM, Dowlatshahi EA, Hofman A, Stricker BH, Janssen HLA et al. Psoriasis isindependently associated with nonalcoholic fatty liver disease in patients 55 years old or older: Results from apopulation-based study. J Am AcadDermatol. 2014; 70(3):517-24.

57. Nijsten T, Wakkee M. Complexity of the association between psoriasis and comorbidities (Complexidade da associação entre psoríase e comorbilidades). J Invest Dermatol. 2009; 129(7):1601-3.

58. Parisi R, Rutter MK, Lunt M, Young HS, Symmons DPM, Griffiths CEM et al. Psoriasis and the Risk of Major Cardiovascular Events: cohort study using the Clinical Practice Research Datalink. J Invest Dermatol. 2015; 135(9):2189-97.

59. Gupta MA, Schork NJ, Gupta AK, Kirkby S, Ellis CN. Suicidal ideation in

psoriasis.Int J Dermatol. 1993; 32(3):188-90.

60.   Mahler V, Diepgen T, Skudlik C, Becker D, Dickel H, Fartasch M et al., e o Grupo de Trabalho "Avaliação de alergénios em doenças profissionais (BK) 5101" do Grupo de Estudo de Dermatologia Ocupacional e Ambiental (ABD), Grupo Alemão de Dermatite de Contacto (DKG) da Sociedade Alemã de Dermatologia. Predisposição para a psoríase e factores desencadeantes ocupacionais na avaliação de perícias médicas ocupacionais.J DtschDermatolGes.2014; 12(6):519-29.

61. Skudlik C, John SM. Psoríase e trabalho. In: Kanerva's Occupational dermatology, 2ª edição (volume 1). Heidelberg, Nova Iorque, Dordrecht, Londres: Springer; 2012.

62.   Agrup G. Hand Eczema and Other Hand Dermatoses in South Sweden (Eczema das mãos e outras dermatoses das mãos no Sul da Suécia). J Occup Environ Med. 1970; 12(2):59-60.

63.   Weisshaar E, Skudlik C, Scheidt R, Matterne U, Wulfhorst B, Schonfeld M et al. e o Grupo de Estudo ROQ. Estudo multicêntrico "rehabilitation of occupational skin diseases: optimization and quality assurance of inpatientmanagement (ROQ)"-resultados de um acompanhamento de 12 meses. Contact Dermatitis. 2013; 68(3):169-74.

64.   Richards HL, Fortune DG, Main CJ, Griffiths CEM. Stigmatization and psoriasis (Estigmatização e psoríase).Br J Dermatol. 2003; 149(1):209-11.

65.   Picardi A, Abeni D, Renzi C, Braga M, Puddu P, Pasquini P. Aumento da morbilidade psiquiátrica em doentes ambulatórios do sexo feminino com lesões cutâneas em partes visíveis do corpo. ActaDermVenereol. 2001; 81(6):410-4.

66.   Pereira MG, Brito L, Smith T. Ajustamento diádico, coping familiar, imagem corporal, qualidade de vida e morbilidade psicológica em doentes com psoríase e seus parceiros. Int J Behav Med. 2012; 19(3):260-9.

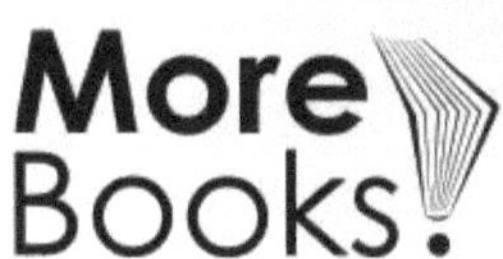

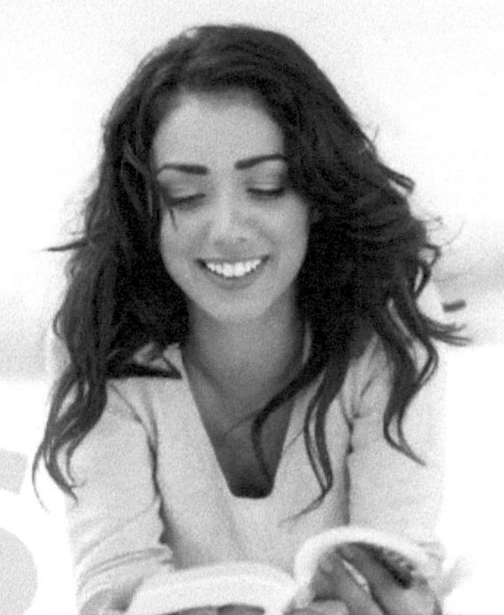

yes **I want** morebooks!

Buy your books fast and straightforward online - at one of world's fastest growing online book stores! Environmentally sound due to Print-on-Demand technologies.

Buy your books online at
www.morebooks.shop

Compre os seus livros mais rápido e diretamente na internet, em uma das livrarias on-line com o maior crescimento no mundo! Produção que protege o meio ambiente através das tecnologias de impressão sob demanda.

Compre os seus livros on-line em
www.morebooks.shop

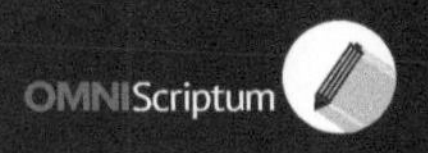

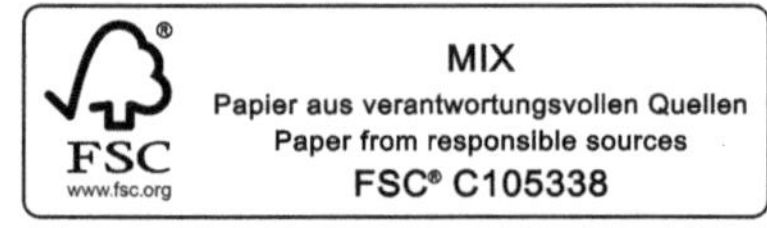

Printed by Books on Demand GmbH, Norderstedt / Germany